实用激光针灸手册

SHIYONG JIGUANG ZHENJIU SHOUCE

(附低频电疗法)

主　编　朱　平　王连清
副主编　邵云生　金昉虹　于民生　贾　方
编　者　刘承宜　章　萍　石秉霞　俞　沁(香港)
黄鸿年(美)　李美玲(美)　许立和(美)
罗倩希(加拿大)　薛家鑫　马　雷　李化胜

人民軍醫出版社
PEOPLE'S MILITARY MEDICAL PRESS
北　京

图书在版编目(CIP)数据

实用激光针灸手册/朱 平，王连清主编. —北京:人民军医出版社,2010.4
ISBN 978-7-5091-3665-2

Ⅰ.①实… Ⅱ.①朱… ②王… Ⅲ.①激光应用—针灸疗法—手册 Ⅳ.①R245-62

中国版本图书馆CIP数据核字(2010)第057706号

策划编辑:焦健姿　文字编辑:王玉梅　责任审读:余满松
出 版 人:齐学进
出版发行:人民军医出版社　经销:新华书店
通信地址:北京市100036信箱188分箱　邮编:100036
质量反馈电话:(010)51927290;(010)51927283
邮购电话:(010)51927252
策划编辑电话:(010)51927271
网址:www.pmmp.com.cn

印刷:京南印刷厂　装订:桃园装订有限公司
开本:850mm×1168mm　1/32
印张:5.5　字数:122千字
版、印次:2010年4月第1版第1次印刷
印数:0001～6000
定价:16.00元

内容提要

激光针灸疗法是先进的激光技术与我国传统的经穴理论相结合的一种新疗法，是针灸疗法的一个分支。它具有简便易行、无痛苦、无感染、无不良反应的优点。本书详细介绍了激光针灸疗法的机制和临床应用，具有重要的临床参考价值，适于针灸理疗科医师、中医师和相关临床医护人员学习参考。

前　言

激光是20世纪60年代初出现的一项重大技术，被视为20世纪四大发明之一（激光、半导体、原子能和电子计算机）。

1960年美国Maiman制成第一台红宝石激光器，6个月以后，即由阿里·贾万研制成第一台气体激光器He-Ne激光器，以后新的激光器如雨后春笋般迅猛发展，如Nd^{3+}-YAG激光器、Ar^{+}激光器、He-Cd激光器、CO_2激光器、N_2激光器等……特别值得一提的半导体激光器，不仅寿命长、重量轻，而且电光转换效率高、出光率高，不需冷却、易操作，且便于随身携带，其波长既有红光的630nm、650nm和680nm，又有红外光的808nm、810nm和830nm激光，因此，半导体激光器是目前应用最广泛的激光器。

强激光的应用已相当广泛，如在眼科的应用，激光介入治疗、激光内镜治疗、激光光动力治疗、选择性光热在医学美容上应用等也是相当成熟的技术。故日本《每日新闻》认为"高强度激光治疗的开发已告一段落，而开发利用低强度激光已进入高速发展阶段，其应用范围惊人地扩展开来"，德、美一些激光医学专家也认为低强度激光的发展时代已经到来了。

激光针灸治疗是利用先进的激光技术与我国传统的经穴理论相结合的一种新疗法，是针灸疗法的一个小分支，一朵绚丽的技术小花。它具有简便易行、无痛苦、无感染、无不良反应等优点，但是它用于治疗为什么有效？其机制不太清楚，而且其治疗剂量、波长、时间等还没有规范化，需要进一步研究、探讨。本书的宗旨就是在概括前一段激光针灸技术发展基础上，把激光针灸向前推进一步，使这种疗法走向全国，走向家庭，为广大患者更好地服务！

编者

目　录

上篇　基础篇

下篇 治疗篇

上篇　基础篇

第1章 概 述

距今已有1 700年历史的中国古代医学家奇迹般地总结出穴位分布的规律，创出针灸医学重要的经穴理论。经络学说是古人与疾病斗争的经验总结，是在长期的医疗实践过程中逐步形成和发展起来的。

《黄帝内经》是在战国时期写成的，是第一部关于经络学说的著作，它包括《灵枢》和《素问》两部，共162篇，其中不少篇章对经络理论均有详细记载，但相应的腧穴内容记载不多。秦汉之际编写出我国第一部腧穴专著——《黄帝明堂经》，该书共收录了349个腧穴的部位、主治等内容。此后，西汉《难经》和东汉张仲景的《伤寒杂病论》又对经络学说加以发展。到了晋代皇甫谧撰写的《针灸甲乙经》更加发展了经络学说。宋代王唯一编撰的《铜人腧穴针灸图经》是我国最早的针灸经穴图谱，并首次铸成铜人针灸经穴模型两具，是我国针灸学发展上的创举。到了明代，针灸经络学说蓬勃发展，杨继渊编著的《针灸大成》集明代前的针灸医学之大成。自新中国成立以来，大力开展经络学说的研究，用现代科学方法进行探讨，如用放射性同位素的方法、红外热像仪、穴位声发射信号的检测、体表超弱冷光的记录等，均取得有意义的观察结果。

在针法上也发展了耳针疗法、头针疗法、刺络疗法、电针疗法、火针疗法、皮下埋针法、穴位注射、穴位埋线、穴位磁疗、割治疗法、挑治疗法、小针刀疗法、电兴奋疗法、药物离子穴位透入疗法和紫外线穴位照射疗法等等，极大地丰富了穴位治疗方法。

激光针灸疗法，是在中医经络理论辨证论治思想指导下，采用激光对穴位进行照射以达到防病、治病、保健作用的一种治疗方法。1960 年美国 Maiman 研制出第一台红宝石激光器，1961 年 Gavan 研制出 He-Ne 激光器，以后又相继研发出氦镉激光器、氮分子激光 Nd^{3+}-YAG 激光器、CO_2 激光器和半导体激光器等，这些激光器均相继被应用激光针灸的治疗上。1966 年匈牙利 Mester 提出弱激光具有生物刺激作用。20 世纪 70 年代初 Ytem-ypaToBa 报道用 He-Ne 激光照射穴位或反射区治疗高血压病患者 118 例，其中 108 例血压恢复到正常；1971 年 ВукгоВскцй 报道用 He-Ne 激光照射穴位和反射区治疗子宫附件炎 68 例，结果 54 例痊愈；1972 年 BopoHuHa 报道用 He-Ne 激光照射有关穴位治疗支气管炎 21 例，21 例均有较好的即时疗效，肺活量增加 30%；1976 年 Plog 首先提出的"光针"代替传统的针灸针，并研制出 Akuplas He-Ne 激光针刺仪，其输出功率为 2mW，波长 632.8nm，工作方式可以是连续的，也可是脉冲的，脉冲频率为 0.2～50Hz，光斑直径为 1mm，作用时间可精确控制在 10～30s，该机还配有仪表，可以显示皮肤电阻，以准确进行穴位定位，可以治疗以往由毫针治疗的急、慢性病。

我国是针灸疗法的故乡，从 1973 年开始就把激光针灸用于临床，开始时以 He-Ne 激光为主，以后发展到 CO_2 激光、半导体激光、Ar^+ 激光、He-Cd 激光和 N_2 激光等。由于激光的波长不同，其生物效应也不同，如 He-Ne 激光和 650nm 半导体激光，对机体作用主要是光化学作用，对细胞的线粒体和视网膜锥体细胞作用明显；而 CO_2 激光和 830nm 的半导体激光，其波长为红外激光，主要是热效应为主；Nd^{3+}-YAG 激光穿透力强，其热效应可达深层穴位，故这类激光具有灸的作用；Ar^+ 为绿色激光，与红色为互补色，故对血液多的穴位效果更佳；He-Cd 为蓝色激光，具有镇静效果，故对高血压和神经衰弱的效果好；N_2 分子激光为紫外激光，对表浅穴位照射效果好。

现在激光针灸已在临床各科使用，如内科、外科、神经内科、妇产科、小儿科、五官科等的200多种疾病，取得较好的效果。

一、定义

激光针灸是指用弱激光光束直接聚焦或扩束照射穴位，对穴位进行有效的光化学或光热刺激，我们称之为“激光针灸”。这种激光针灸疗法是基于中医理论的一种整体的自然疗法，以经络学说为指导，通过现代的激光技术对传统的针灸穴位进行照射，以达到疏通经络、调节脏腑、行气活血的作用，从而扶正祛邪、治疗疾病。

二、激光针灸的特点

1. 激光针灸具有与针灸疗法同样的效果，同时具有无痛、无菌、安全等特点，它不存在针灸时偶尔出现的弯针、滞针、晕针、折针、刺伤重要脏器、刺禁等异常情况，而且不会由于针刺造成感染，如艾滋病、肝炎等。

2. 激光针灸与毫针虽然都是对穴位刺激达到治疗效果，但毫针输入的是机械能、艾灸输入的是浅表热能和药物，而激光输入的是光能，由光能转化为热能，产生的是光化学作用和光热作用。热的穿透力较深，如红光的He-Ne激光和半导体激光照射到穴位上，如功率为5mW左右，其皮肤温度上升仅为0.8～2℃，故除光化学作用外，尚有轻度热灸作用。CO_2激光或810nm的半导体激光作用在穴位上则热效应更为明显。激光如果是脉冲输出，则更会出现一些冲击波的机械能。

3. 由于激光针灸治疗所产生的酸、麻、胀、痛等得气感觉小于针灸治疗，所以很适合老人、小孩、体弱和晕针的患者，故可作为针灸治疗的一种补充治疗。

4. 激光治疗除了不可照射眼睛以外(眼病患者例外，如黄斑变性、弱视、中心性视网膜炎等)，其他无明显禁穴。如激光针灸可以直接照射神阙穴治疗婴幼儿腹泻等疾病，而针刺则不可以，如血管部位的穴位,激光可以直接照射,通过激活血管内的各种因子达到治疗效果,而针灸除了放血治疗和灸疗可以治疗外,针刺则不可以。

5. 激光针灸时需用激光器和相关配件,如激光套管针等,价格较高,而且操作不如针灸方便,穴位容易位移,故往往不为针灸医师所接受,特别有些较深的穴位,如环跳穴等。激光透射的深度不能达到,故只能作为一种补充治疗方法,不能取代传统的针灸疗法。

6. 激光针灸在临床治疗上很有效果,但其作用机制的研究还不很成熟,尚需进一步探索。此外,激光的治疗剂量、照射时间、激光照射的"补"与"泻"、激光照射的穴位选择、深度调节行针模式等,尚须进一步标准化、科学化,实现治疗中的个体化需求。

三、激光针灸常用的激光器

1. **He-Ne 激光器** 为氦氖气体混合物,红光,波长为 632.8nm,最早使用于激光针灸。由于体积稍大,仅适用于医院使用。其发散角小,仅为 5 毫弧度,能量高度集中,其穿透组织的深度随激光功率而定。功率为 3.5mW 的 He-Ne 激光穿透深度在6～8mm,功率为 7mW 时,最大穿透深度可达 8～10mm。

2. **铟镓铝激光器** 波长为 632.8～635nm,现已逐步取代 He-Ne 激光器,红光。由于其体积小巧,功率和 He-Ne 激光相似,故已从医院走入家庭和个人使用。

3. **镓铟、镓铟铝激光器** 波长 650nm,也被用于取代 He-Ne 激光器,红光,小巧,适用于家庭和个人,而且价格便宜,输出功率可以比 He-Ne 激光器要高。

4. **镓铝砷激光器** 波长为 780～890nm,为近红外光,穿透深度比可见光深,可以达到 35mm,外围可以达到 55mm。价格便宜,镇痛效果最佳,也可用于促进伤口愈合,目前国外比较流行,可以照射比较深的穴位或阿是穴，可做热灸使用，适用于虚寒的胃病、腹痛、腹胀、腹泻、风寒咳嗽和风湿性关节炎等。

5. 镓砷激光器　波长为904nm，穿透深度更深，采用脉冲形式，可使激光到达深部组织，也可用连续形式。

6. N_2激光器　波长为337.1nm，是脉冲输出，输出激光是紫外光。单色性好，谱线宽度窄，脉冲宽度也窄，一般为6～10ns，最短可达0.4ns，输出峰值很高，可达数十兆瓦。临床用于穴位照射治疗扁桃体炎、咽炎等，局部照射治疗白癜风、银屑病(牛皮癣)等，但因价格高应用的不多。

7. Ar^+激光器　波长为514.5nm和488.0nm，其输出功率最大可达150W，临床报道有用于穴位照射治疗截瘫患者。成本高，应用不广泛。

8. He-Cd激光器　是金属离子激光器，波长441.6nm，输出功率可达几十毫瓦到100mW，临床上用于穴位照射治疗高血压、神经衰弱等，其镇痛和镇静效果比红色激光好。

9. Nd^{3+}-YAG激光器　波长为1.06nm，属于近红外光，其输出功率可达数百毫瓦，对组织的穿透力最深，故常用于深部穴位照射，由于价格昂贵，所以临床应用也不普遍。

10. CO_2　激光器 波长为10.6nm，属于中红外线输出，输出功率最高可达数百毫瓦，由于对组织作用较浅，对正常组织损失小，临床比较常用。但用于激光针灸时，由于其热效应比较明显，故常作为光灸作用使用。但由于体积大，操作不便，最近已被半导体激光所取代，在临床上作为激光手术刀使用更适合。

以上10种激光器中的前5种，目前在医院和家庭中用于激光针灸的比较多，而后5种，由于体积大、价格稍贵、操作不便等因素的影响，已逐渐被其他种类激光器取代。以下介绍一种家用激光治疗仪(图2-1，表2-1)。

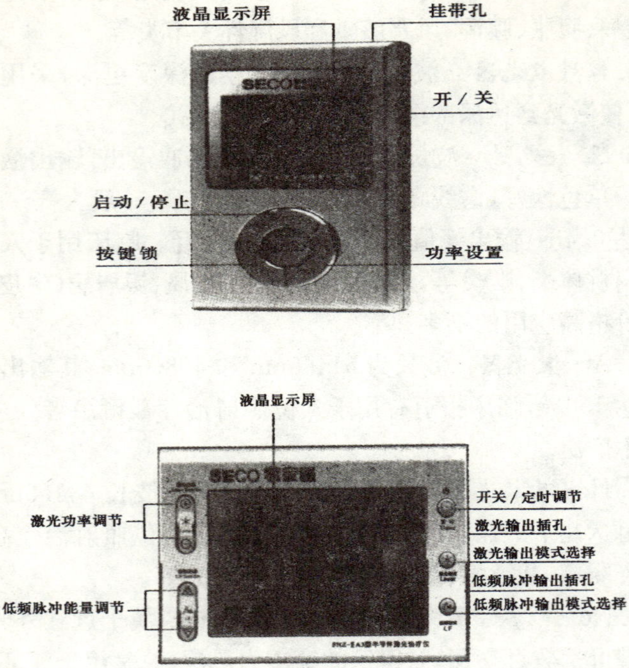

图 2-1 SECO FNZ-IA1 血易通治疗仪

该治疗仪治疗安全，美国食品和药物管理局（FDA）将低温度激光治疗仪评定为“没有显著危害的医疗设备”。只要用眼镜很好地保护眼睛或小心操作，该设备对患者的健康没有危害。这是安全使用设备的基本原则。与使用其他医疗设备一样，必须遵守专业的使用规范：驾车时勿用；治疗过程中如感到身体不适，应立即停止治疗；智力发育尚未完全的孩童或有智力障碍的成人禁用；鼻咽癌、红斑狼疮、卟啉病、光照性皮炎等光线过敏患者和心动过缓（心率＜60/min）等患者，应向医生咨询后使用。

表 2-1 SECO FNZ-IA1 血易通技术参数

外形尺寸	104mm×64mm×18mm
激光介质	GaInP/AlGaInP
激光波长	650nm
输出功率	≤5mW
定时范围	固定为 30min
电池	直流电，使用 7# (AAA)充电电池
消耗功率	<1W
设备类型	3A-Laser
工作条件	温度 5～40℃，湿度<80%，大气压 700～1 060hPa

第 2 章　激光针灸治疗基础

激光具有普通光所不具备的特点：亮度高(能量大)，方向性好(具有高度集中、发散角小)，单色性好(光谱线宽度比较窄，波长单一)，还有相干性好。由于激光的这四大特点，它照射到生物物质并和其相互作用时，除了同样波长普通光所引起的生物效应外，还能引起其特有的生物效应，其中包括热效应、压强效应、光化学效应、电磁效应和光刺激效应。

第一节　激光的生物效应

一、热效应

激光产生的热主要是可见光和红外线波段的激光辐射引起的效应。当激光照射生物组织后，激光的光子能量被生物组织的分子吸收，被吸收的光能加剧生物分子本身的振动和转动，同时也加剧这些受激分子和周围分子的碰撞。分子的运动加剧使受照射的局部组织逐渐变热，以升温的形式表现出来，特别是组织细胞内含有多种色素(黑色素、血红蛋白、胡萝卜素等)，更增加了光能的吸收，促进生物组织的变化。由于激光针灸使用的是弱激光，这种激光不会对组织细胞产生不可逆的损伤，但可以引起机体产生一系列的生理、生化变化，对疾病产生治疗的效果。仅使局部温度上升1～2℃，局部稍有温热感。有人用1～2mW 的 He-Ne 激光或半导体激光照射离体皮肤，可使照射部位平均温升 0.05～0.1℃，如照射迎香、颊车穴位5min以后，局部温度升高1.5～5℃不等。这种温度足以促进血液循环，加速酶反应，对疾病的恢复有帮助。这种触发某些吸热的化学反应，我们称之为热化学反应。

二、压强效应

生物组织被激光照射时，由于光子在其表面撞击而产生的压力，称之为光压。普通光的光压可以忽略不计，而激光针灸的光压虽然很微弱，但集中起来，其功率也是有一定增强的，特别是脉冲激光作用到组织上，其光压可以增加很多倍，所以激光针灸选用适当的脉冲，如选用60～70Hz脉冲治疗心脏疾患可提高疗效，如脉冲频率为8～13Hz，其频率与快速睡眠波(REM)一致，可促进长寿(延长寿命)等。

三、光化学效应

当一个分子吸收一个光子后，能使该分子上升到电子激发态，这激发态分子从高能级回到基态时，就释放出能量，并可以产生分子键断裂和键形成的化学反应，这种反应就称为光化学反应。

对生物组织来说，一般的光化学反应是生命存活所必需的，是一种储能方式，当激光能量没有达到破坏生物组织，热效应和压强效应不占主导地位时，生物组织中可能主要是光化学反应。这种光化学反应可产生受激原子、分子、自由基，这些均可以促使酶的活性增加，如弱激光照射后可以使过氧化氢酶活性增强，使Na^+-K^+-ATP酶活性增强等，从而改变机体的代谢功能，促进新陈代谢，促进疾病的恢复。

四、电磁效应

激光属于电磁波，它和生物物质相互作用会引起电磁效应，而电磁场强度取决于激光辐射能量的大小。

激光针灸用的激光功率很小，但它产生的电磁场力可以使细胞膜构象改变，包括膜受体、膜表面电荷、膜脂质双层、膜蛋白等，使膜表面负电荷增多，红细胞和血小板聚集性降低，血沉减慢，血液黏稠度降低。

杨应平从电磁效应的角度对激光针灸的作用机制作了研究，认为激光电磁场的作用使穴位处的细胞兴奋，从而产生动作电位，使电位沿经络传输到人体的相应器官，使机体的内分泌加强，新陈代谢加快，从而达到祛病治病的目的。

五、光刺激效应

激光针灸使用的是弱激光，它对机体组织不会产生损伤，但能促进病灶组织恢复到正常状态，这在动物实验和临床上已有大量的资料报道。这些作用既不能用激光的热效应和非热效应在组织、细胞中引起损伤来解释，又不能由激光的压强、光化学效应和电磁效应来完全解释，那么是什么在起作用呢？这些被归因为光的刺激效应。所以将辐照量（幅射能流，J/cm^2）或幅照度（幅射能流率，W/cm^2）不会引起生物组织产生最小可检测的急性损伤而又有刺激或抑制作用的激光，称为弱激光，它所产生的生物效应是由于光刺激的结果。

第二节 弱激光对人体组织的影响

一、对神经系统的影响

1. 对中枢神经的影响 由于酶活性的改变先于组织学变化，所以用激光直接照射脑组织观察其酶的活性，实验结果证明，激光照射对脑组织酶活性的影响与照射时间相关。照射 10min 时各种酶活性改变最大，继续照射则酶活性趋向正常，另外，也与不同波长的激光和激光照射的剂量、照射面积大小有关。有人对大白鼠的大脑皮质的匀浆用 He-Ne 激光照射 1～15min，测定其中的辅酶Ⅰ——谷氨酸脱氢酶，天冬氨酸氨基转移酶同工酶，10min时的活性最大，比对照组增加39%；三羧酸循环中脱氢酶活性的变化，如α-酮戊二酸脱氢酶和琥珀酸脱氢酶的活性6min均上升，30min则下降到正常范围。

在活体的体表照射是否也会影响酶的活性呢？用红宝石激光、He-Ne激光照射白鼠颅顶部或耳甲区，照射30min后，也发现脑组织的三羧酸循环中的酶活性有显著性改变，说明激光照射远离内脏器官，也同样可引起酶活性的改变。

通过动物实验结果可以看出，无论是从细胞水平还是整个机体水平，弱激光照射的刺激或抑制作用都是可逆的，是属于调节性的，而且激光照射效应持续时间有限，治疗时可每日多次照射为宜。

Chechu Li用He-Ne激光照射兔的颅顶部5min，兔脑皮质电活性无改变，照射30min，则在感觉、运动皮质里出现慢波（频率为0.8～3Hz的δ波），而对照组则无此改变。

脑血管病发作早期患者θ波增多，用激光照射血液后45min，脑电图总功率增加0.98倍，α波增加58.76%，θ波减少22.6%。加长时间或减少时间则无此改变，功率2～10mW的效果相同。照射后1～2h，总功率仍比基值高0.7倍，α波增多43.7%，θ波减少17.1%，说明脑血循环有明显的改善。如激光照射同时用扩张血管和改善微循环药物，其总功率可增加到0.6～1.1倍，θ波减少31.46%，α波增加64.1%，说明药物和激光照射治疗有协同作用。

Vishnevskii切断家兔脊髓，使切断的下部发生痉挛性截瘫，再用20W的CO_2激光进行散焦照射，5～8d后轻瘫的动物有明显的改善。

2. 对神经节的影响　Rakhishev等用5mW的He-Ne激光照射猫的翼腭神经节（它是泪腺、鼻黏膜和硬腭的外周神经中心），照射30s，神经节的生物电发光强度比对照组下降40%～50%，但照射3min，其生物电发光强度增加120%～160%。

用间羟胺(阿拉明)给 4 只健康狗肌内注射或静脉注射,使血压升高,然后再用激光照射狗颈中神经节,血压很快下降 5～9mmHg。

3. 对自主神经系统的影响 用 0.4ml 1∶10 000 肾上腺素引起高血压状态的动物,经激光照射减压神经、迷走神经、交感神经,血压下降时间较其自然下降时间缩短 31min 4s,起到降压的作用。

4. 对神经干的影响 Rakhishev 等报道用 He-Ne 激光照射躯干神经,可以加速其再生过程。实验中将大鼠的右侧坐骨神经中 1/3 切断,然后做神经外膜缝合,在其皮肤表面,用幅射能流率(功率密度)为 $5mW/cm^2$ 的 He-Ne 激光照射,每次 5s,每日 1 次,共 15d,组织学检查证实新生轴突生长受到刺激,神经髓鞘形成加速,骨骼肌神经再支配加速,说明 Ne-He 激光对切断坐骨神经的再生有刺激作用。

有人研究 Ne-He 激光与外周神经的关系,发现激光照射内关穴的效应与正中神经有关。他们先切断猫的正中神经后再照射内关穴,肌电图没有改变;但照射切断的正中神经的近心端时,则出现与切断正中神经前激光照射内关穴的类似的肌电图改变。

在临床上,我们用弱激光治疗神经系统疾患有明显疗效,如对脊髓损伤、臂丛神经损伤、面神经麻痹、三叉神经痛、原发性或继发性脊神经根炎、坐骨神经痛、神经衰弱等。

二、对心血管系统的影响

将小白鼠心肌制成匀浆,用 He-Ne 激光照射 30min,聚焦和散焦照射使所有 3 种酶的活性均增强。在小白鼠用红宝石激光或 He-Ne 激光照射白鼠颅顶或白鼠耳甲,证明体表照射后心肌能量代谢酶的活性均升高。用两种不用激光先后照射更能刺激酶的活性,如 He-Ne 和 He-Cd 激光照射。其原因可能是不同激光作用于细胞膜脂质结构的不同部位,两者有协同作用。

有人用 He-Ne 激光照射后立即进行甲皱微循环检查,可以看到微血管开放,血管直径增粗,血流速度加快。原苏联 чеурова 用 1mW 激光照射实验动物的眼内,可看见全身血管动力学的改变(动脉压升高或降低)。

用 He-Ne 激光照射鼠心前区和心脏反射区,能使心肌血管扩张,改善心肌的微循环,增加血液供应,改善心肌缺氧状态,延长 Q-T 时间,减慢心率,而且降低胆固醇。

用 He-Ne 激光照射兔内关穴,可以使心率减慢,R 波或 T 波增大,明显改善心肌循环。

照射大鼠单侧阳溪穴,可以使心律失常减少 1/3。照射双侧间使穴,使心室早搏的复合波数减少,减少心室纤颤的发生。

临床上用激光照射穴位治疗心血管疾患,很有效果。如照内关穴可以降低血脂。在临床对高黏滞血症、高血压患者,经激光穴位照射均取得好的效果。

对周围血管疾病也有好的效果,如用波长 900nm,15mW 激光照射腰交感神经节投影点和腘窝处,共照 15~20min,照射后 30min 足部肌组织血流量即由 1.8~1.9ml/(min·100g)升为(2.6±0.2)ml/(min·100g),较前增加 58%~68%。同时下肢的温度也上升 3~3.3℃。同样用红外线或红色相干光照射后,其各项指标改善不如激光照射。

对糖尿病并发糖尿病血管病者用 24mW 的 He-Ne 激光散焦照射(光斑直径 5~7cm)胸骨下 1/3、心尖、左肩胛下区各 1min,下肢远端 3min,1/d,13~15 次为一疗程,治疗后每搏输出量自(34±1.8)ml 升至(56.7±2.8)ml($P<0.05$),每分钟的输出量自(3.1±0.11)L 至(4.2±0.211)L($P<0.05$),总外周阻力自(0.017 683±0.000 921)$N\cdot S\cdot cm^{-5}$。降至(0.016 224±0.000 842)$N\cdot S\cdot cm^{-5}$。

三、对呼吸系统的影响

激光治疗对呼吸系统疾病有明显的消炎作用,改善肺功能。

对于慢性阻塞性肺病变的病人,用 890nm 的半导体激光照射颈区，D1～D5节段和耳、手和呼吸有关的点，每日照射10个点，每点照射1～2min，治疗后肺活量、最大呼气流速、瞬间呼气流速，较治疗前均有显著改善。

所以，对支气管哮喘、阻塞性支气管炎患者经激光照射5次，各项肺通气的指标均有显著性改善。对于急、慢性肺脓疡病人经激光治疗后白细胞下降的速度和总数均较对照组明显，白细胞中毒指数和血液分子平均质量均明显改善。

四、对皮肤和伤口愈合的影响

小功率激光照射皮肤和组织一般无损伤，奥地利Bischko用2mW的He-Ne激光照射猪皮肤5min，未见损伤和炎症反应。有人用7mW的He-Ne激光照射豚鼠皮肤或用25mW激光照射小白鼠肝区皮肤，每日10min，3～17d，皮肤也未发生改变，肝细胞也没发生改变。用21mW的He-Ne激光照射皮肤3min，无明显组织学改变，但照射6min以上时，皮肤出现破坏性改变。

山东滨州医学院用6mW和24mW He-Ne激光照射小鼠尾部皮肤，照射后表皮的颗粒层明显增生，棘层和角质层也有增生，故可以加强细胞的新生，有促进肉芽组织和毛发再生的作用。

ZeLtser、Makhmudova、Korytnyi等人均分别证明He-Ne激光照射兔、大鼠创伤面、烧伤皮肤和移植组织均可以加速愈合，结缔组织增生，并促进噬菌作用。

Mester、冯氏证明小白鼠用He-Ne激光照射刺激毛发生长，豚鼠用CO_2激光照射20次，照射2日后，全身脱毛区均有短毛开始生长，比对照组豚鼠生长均匀而微密，在镜下观察，照射区比对照组毛囊数目明显增加，部分豚鼠受照射部位皮肤有血管充血现象。

临床上用He-Ne激光治疗顽固性溃疡，如X线治疗引起长期不愈合的溃疡，还有斑秃、脂溢性脱发，术后伤口愈合不好，烧伤、冻伤等各种伤口和皮肤疾患有较好的疗效。

但治疗时应注意激光剂量的大小。

五、对血液系统的影响

血液是由高分子稀释液和多种细胞构成的悬浮液，组成非常复杂，其中包括红细胞、白细胞和血小板等有形成分约占血液总量的45%，无形成分血浆占55%。血液中还含有各种维生素、矿物质、激素、氧、二氧化碳、酶体、糖和代谢产物等。血液在血管内流动，将营养物质、氧气源源不断地供给全身各个组织和细胞，同时也将全身各组织的代谢产物通过血液而运输到肾和肺等排泄器官排出体外，血液中的红细胞在运送氧和CO_2中起重要作用，以达到机体内、外环境的稳定。

红细胞的功能主要通过血红蛋白实现，生成红细胞的主要原料是铁和蛋白质。白细胞分为中性粒细胞、嗜酸性粒细胞和嗜碱性粒细胞三种。血液中白细胞约有一半随着血液循环，另一半附着在血管壁上，成为边缘白细胞，两者之间不断进行交换。淋巴细胞主要由两种细胞构成，即B细胞和T细胞，前者执行体液免疫功能，后者执行细胞免疫功能。血小板在生理状态下，对血管内皮细胞起到修复作用。血小板释放肾上腺素，5-羟色胺等物质可以加强局部血管收缩。血液中红细胞数量最多，是白细胞和血小板的700倍左右，血浆则由水、电解质（K^+、Ca^{2+}、Mg^{2+}、Cl^-、HCO^{3-}等）、代谢产物、激素、血浆蛋白等组成。

血液成分的过分变动和血液流变学发生异常，将导致疾病。

而弱激光辐射人体表面，对血液一些成分发生影响。

首先是对血液细胞的影响，用激光照射小鼠胸骨部后，从心脏取血观察血红蛋白、红细胞、白细胞有不同程度增加，但与对照组比较，无统计学差异，但中性粒细胞明显增加，说明He-Ne激光照射能刺激造血器官生成较多的粒细胞，用激光照射大鼠肝脏皮肤投影区后2～6d，周围血中单核细胞百分数明显增多，也说明动员造血系统的趋势。

有报道，对离体血用 He-Ne 激光照射，观察白细胞的过氧化酶、碱性磷酸酶、糖原、脂类和 RNA、DNA 六大分子的变化，发现糖原和脂类无变化，大剂量照射后，两种酶的阳性率及活性均显著增强，DNA 和 RNA 的含量也随着照射剂量而增加，也说明对血液中大分子有激励作用。

宓现强等人对放置后的猪血血液（红细胞变形能力变差）用 650nm 的激光照射 20min 后，红细胞变形能力明显改善。在 632.8nm 激光照射后，红细胞的电泳率明显增高，此红细胞带电量的增加将有助于改善红细胞的聚集性。使用 20mW 以下的激光照射，经形态学显微测量表明，并未造成红细胞可观察的伤害，也未见溶血现象发生。通过众多临床观察，激光辐照血液，可以降低血液黏稠度，对防治心血管疾患起到一定作用，另外，激光辐照血液可以降低血清中的过氧化脂质，减少自由基对人体的损害。成偘等人报道用 650nm 的半导体激光照射人体的扶突穴后，可以即刻显著地提高血清 SOD 的活性，MDA 也略有下降，但谷胱甘肽（GSH）和谷胱甘肽过氧化物酶（GSH-PX）下降不明显。另外，激光辐照血液可降低血脂（降低三酰甘油和低密度脂蛋白，升高高密度脂蛋白），对糖尿病的血糖也可以起到调节作用。临床均有报道，用激光辐照血液 45min，可以使血小板聚集减少 46.3%，而且血小板的不可逆解聚持续 4h，如果同时加用扩张血管和改善微循环药物的患者，解聚现象可持续 8h。

临床用 He-Ne 激光治疗因放疗、化疗或职业病（如苯中毒）等引起白细胞下降的病人，取血海、三阴交等穴，治疗后可使白细胞恢复到正常水平，有效率可达 83%左右。

六、激光的抗菌作用

激光对细菌的作用和激光能量大小有关系，小剂量能促进细菌生长，能量大到一定值，则起到抑制作用。

Крипов 证明一定剂量的 He-Ne 激光有明显的抗炎作用。学者在血琼脂平皿上接种95号金黄色葡萄球菌，生长菌落每天激光照射10、15、20min，而对照组则不予照射。结果发现15、20min二次照射后有明显抑菌作用。照射30min时菌落数为59，照射15min菌落数为63，而对照组则为248，这取决于照射时间和次数。但也有人通过实验证明弱激光对金黄色葡萄球菌，铜绿假单胞菌（绿脓杆菌）无直接的抑菌和杀菌作用。

据认为He-Ne激光的刺激作用，可以激活单核-巨噬细胞系统，促进吞噬、溶菌和杀菌过程，提高机体免疫功能，对人体的体液免疫和细胞免疫功能亦有一定影响。He-Ne激光照射可以显著提高血中IgG、C_3、循环免疫复合物（CIC）及淋巴细胞转化率，具有免疫调节作用。

临床上，急性炎症时用“无热效应”的He-Ne激光（632.8nm）、半导体激光（650nm）等，而对慢性炎症则一般选用半导体激光（830nm）和CO_2激光（10.6nm）。

Mester在研究He-Ne激光的抑制金黄色葡萄球菌时，发现大鼠肾上腺中的去甲肾上腺素含量明显增加，并且有肾上腺素增加，表明He-Ne激光照射具有激励交感-肾上腺系统的作用，激励该系统的功能，可增强机体的抗炎能力。

七、激光的镇痛作用

疼痛是一种症状，也是一种感觉，它是通过周围神经、脊髓、丘脑和脑皮质等部位传导的。疼痛是一种不可缺少的保护性反射，疼痛的原因很复杂，其类型也是多样的。

关于镇痛作用的研究报道较多，He-Ne激光穴位照射能提高痛阈27.3%，还可以升高局部组织5-HT含量，在脑干、间脑、端脑区均显著高于对照组，故认为激光照射后可激活中枢5-HT能神经元的功能，诱发了该系统的神经元活动，使中枢5-HT合成速度大大增加，神经递质水平升高，其途径是通过主要集中于脑干中缝核群的5-HT能神经元的上行或下行纤维，在脑及脊髓共同对痛信息上传起抑制作用,从而发挥了镇痛作用。

在低功率激光穴位照射发生镇痛后,大鼠腰段后角 P 物质免疫反应产物增多。P 物质在脊髓内与脑腓肽及阿片受体密切相关。脑腓肽或吗啡与受体结合,能明显抑制痛兴奋传递介质 P 物质的释放,激光照射,可能抑制脊髓脑腓肽的释放,通过突触前和突触后作用方式抑制 P 物质的释放,从而发挥镇痛作用。甚至最近有文献报道,P 物质直接就具有镇痛作用。

He-Ne 激光照射后丘脑下部和垂体组织中甲硫氨酸脑腓肽含量(MEK)增多。血中皮质醇和 T_4 明显增加,提示对这一系统部分功能有促进作用。

八、对消化系统的影响

激光穴位照射对人体消化系统有明显的影响。卞学平等用 He-Ne 激光和半导体激光进行家兔穴位照射,发现激光照射足三里穴可使家兔胃电活动量呈双向调节作用,并以兴奋效应为主,附加低频电脉冲则以抑制效应为主;激光照射腓深神经,其胃电效应与穴位照射组类似。故认为激光照射足三里具有传统针刺作用,其传导途径与外周神经有关,并可产生内源性吗啡物质作用于胃的吗啡样受体而影响胃电活动。

邹香云报道用 He-Ne 激光照射家兔足三里穴,发现 15、25、30mW 组激光照射足三里穴时,家兔胃电活动均有兴奋效应,而以 15mW 组胃电振幅升高最明显,而 45mW 则以抑制效应为主。

何智明等用激光照射足三里穴发现胃脘痛患者胃电图在照射后胃电活动由高亢变为降低,频率减慢,腹痛渐缓解。

卞学平也证明用半导体激光照射足三里穴均可使胃电图呈双向调节作用,半导体激光以抑制效应为主,而 He-Ne 激光则以兴奋为主。卞学平还证明半导体激光照射足三里穴 15~30min 后,腹部痛阈分别比照射前提高 35.6%以上,如加上低频脉冲电治疗,其腹部痛阈分别提高 42.3%以上,并有全身性镇痛效应和镇痛后效应。

刘凤云用He-Ne激光照射足三里穴后做钡餐造影，均证明对胃肠蠕动有一定影响，而且肠鸣音增加。

弱激光的腹壁体表照射可以促进胃十二指肠溃疡的愈合，证明激光能激活细胞的能量代谢，促进磷酸化和高能化合物、核酸的合成，这是促进溃疡病变修复的基础。

陈华民等人通过超声A型体表投影法测定胆在He-Ne激光照射胆囊穴后，有80%病人胆囊缩小在1cm以内。文献还有报道，穴位刺激不但能引起胆囊收缩而且对缓解肝胰壶腹括约肌（奥狄括约肌）痉挛有一定效果。除了功能变化以外，其胆汁的物理和化学成分也均有影响，如促进胆酸的生成，胆酸盐-胆固醇系数增加，说明胆石形成因素减少。这与激光照射下减低胆汁的表面张力和黏滞性，增加胆汁的胶体稳定性，改善胆汁的物理化学状态有关。

将白鼠肝组织制成匀浆，再分离出线粒体用激光照射后证明它可以使各种酶的活性增加，即使体表照射肝和胆，也能影响酶的活性。还可以看到肝胆细胞内糖原含量增多，说明激光也能促进肝的能量代谢。

试验还证明激光照射大鼠的肝脏表面去毛皮肤可以看到肝脏库普弗细胞（枯否细胞）的吞噬功能明显增加，这就可以解释弱激光可以治疗急性和慢性肝炎的原因。

九、对骨骼的影响

弱激光照射骨组织，有明显的刺激效应，chekurov实验将狗的桡骨骨折，然后用石膏固定断肢，在创伤的对侧开一个窗，用He-Ne激光透过窗口照射，功率密度为10mW/cm^2，每日1次，每次照射10min，共照射30次。照射是手术后第二日开始，手术前几日，骨折肢体发生水肿，照射组比对照组更为明显，15d后，所有的狗均可以摸出骨痂。不过照射组更为明显，30d达到最大（对照组45d才达到最大)，而且X线检查骨痂密度和正常骨一样，断骨片之间的空缺已消失，90d以后骨折完全愈合，恢复了骨结构。而对照组在30d时，骨折骨断片之间有清晰的空缺，这说明He-Ne激光可刺激骨痂生长，使骨折加速愈合。

同时，也有人做了生化试验，证明实验动物血钙、磷的含量下降，碱性磷酸酶活性被抑制，白蛋白浓度和血细胞计数下降，而对照组动物未见血液变化，他们认为激光照射不利于骨组织再生的条件。

因此，激光对骨组织的作用，意见尚不一致，这可能与照射方法和照射剂量大小不同有关系。

有人对骨组织的保存方面也进行试验，证明短时间照射可以延迟骨组织的自溶，使碱性磷酸酶活性增加，氧化还原电位提高；长时间照射可以促进自溶，使骨组织中的骨细胞和基质退行性改变更为严重。

十、对免疫功能的影响

激光对免疫调节作用研究较早，也较为深入。不同激光照射方式、不同波长，对免疫系统均起到调节作用，既可以是刺激作用，也可以是抑制作用。

早在1978年Mester即研究激光直接照射对淋巴细胞的影响，发现488、501、633nm的激光照射胸腺，都具有免疫抑制作用。故可以推迟对移植物的排斥。Kupin用红色和蓝色的弱激光照射离体的人外周血淋巴细胞(包括T和B细胞)，发现不论细胞来自癌症患者还是正常人，其活性都提高了。特别是癌症患者淋巴细胞的免疫刺激作用更强。Kolov用He-Ne激光照射外周白细胞，发现可以提高吞噬细胞的吞噬活性；Leonova还证明激光照射白细胞可以诱导干扰素合成；蔺春生的研究表明He-Ne激光照射可以提高小鼠红细胞的免疫功能，表现为照后红细胞C_{3b}受体花环形成率上升，而红细胞黏附免疫复合物花环形成率降低。Tadakuma和Kner等分别证明半导体激光(红外激光)和Nd-YAG激光照射白细胞均产生免疫的双向调节作用。Dong等用He-Ne激光照射健康小鼠的脾区,发现细胞免疫和体液免疫均显著提高。郑红等用He-Ne激光照射小白鼠脾区,可使小白鼠脾脏炭粒廓清率明显增加,提示弱激光可以激活吞噬细胞系统,促进吞噬功能加强。Klebanov等研究如加入外源性光敏剂,再用He-Ne激光照射,则对白细胞的激活作用更为明显,但光敏剂的浓度太大则反而使白细胞的活性下降。

自然杀伤(NK)细胞是重要免疫细胞,这种免疫细胞很难用药物来提高,阮步青等人报道用半导体激光穴位针刺百会穴可以明显提高NK细胞活性,由于弱激光照射具有良好的免疫调节作用,且无任何副作用,故临床已用之治疗相关免疫疾病,特别是慢性炎症的辅助治疗。Kupin等人报道弱激光照射提高癌症患者的免疫力,对慢性肺炎、支气管阻塞性疾病、慢性扁桃体炎、慢性肾盂肾炎、糖尿病性视网膜病变等均可以提高T淋巴细胞的数量和增殖能力及免疫球蛋白的含量。

十一、对内分泌腺的影响

弱激光照射可以提高肾上腺功能、甲状腺功能和前列腺功能。

有人用25mW He-Ne照射家兔颅顶部15min立即采血,证明可使家兔血浆中环腺苷酸(cAMP)含量增加,环鸟苷酸(cGMP)减少,皮质醇含量明显增加。这是由于激光作用下,促进下丘脑分泌调节性多肽(HRP),HRP又激活了腺苷酸环化酶,使细胞内ATP转化成cAMP,由于cAMP浓度改变激活蛋白激酶,蛋白激酶再激活磷酸化酶系统或通过控制基因组上遗传信息的转录或翻译而影响功能蛋白或酶的合成,促进垂体细胞合成分泌激素加快。

当激素ACTH与肾上腺皮质靶细胞膜上受体结合时,同样在膜内又产生cAMP,因此血浆中含量增多,此时cAMP作为第二信使，将激素传到靶细胞膜上的信息送到膜内有关系统，促进皮质醇合成，分泌量增加。实验中血浆皮质醇含量显著升高，说明 He-Ne 激光具有活跃皮质功能作用。

临床上，我们用弱激光照射眼周围穴和扶突穴，可以降低 T_3、T_4 水平，并抑制眼球凸出，治疗甲状腺功能亢进症。He-Ne 激光照射乳根穴，可以刺激乳腺的分泌。

十二、对微循环的影响

微循环是由微动脉、毛细血管和微静脉组成，是机体进行物质交换的场所，其功能是向组织、细胞输送氧和营养物质，带走代谢产物，调节组织内环境的稳定。微循环中的毛细血管网平时只有20%开放，故又称为“储备毛细血管网”。毛细血管与组织细胞很近，只有 20～50μm。微循环所含的容量占全身血容量的 5%～10%（500ml 左右）。各种微循环障碍，表现为血液灌注不足。临床常见的高血压病、冠心病、心肌梗死、脑血管病、糖尿病、高脂血症就常有小动脉硬化，微血管病变及物质代谢障碍，因而造成微循环障碍和血液流变学异常。除了用川芎、丹参活血化瘀能改善微循环外，现已证明弱激光照射可以改变动物的微动、静脉的管径（微动脉管径变大，微静脉管径变小），并改变血流量和血流速度，使之正常化。值得注意的是，激光剂量低的效果更好，改善微循环作用更大。对高血压所致的微循环障碍和烧烫伤所致的微循环障碍用弱激光治疗分别是阻断了 γ 受体和降低过氧化达到治疗效果。

激光还对全身具有一定的影响，如长期从事激光工作的人员，可以出现血管调节不稳定、多汗、腱和骨膜反应增加，血压不稳定，还会出现烦躁、抑郁、头晕、失眠、记忆力下降等症状。特别是易引起视力疲劳，漫反射激光可引起角膜、晶状体和视网膜细小的斑点损伤。故长期从事激光工作人员应定期体检，特别对眼睛的检查。

第三节　激光针灸治疗的理论基础

弱激光对穴位照射进行治疗，对机体产生一种刺激作用，但如何对机体产生治病的作用，没有一定结论，因而提出各种假说，其基点不一致，有分子水平的，细胞水平和器官水平的，也有整个机体的，但这些假说也均不能完善地进行解释。目前有以下几种假说，如生物电场共振吸收，调整生物等离子体假说；线偏振光的定向电场力改变细胞膜类脂双分子层构象的假说；细胞膜受体吸收，活化细胞功能假说；光色素系统吸收，调节生命过程的假说；神经感受器受到刺激而调节生理功能的假说。几年来，人们将激光或单色光对生物系统功能的刺激或抑制，不会引起生物系统的损伤的这种效应称为光生物调节作用（photobiomodulation，PBM）。这种激光的疗法则称为弱激光（low level，LI）疗法，这种疗法又被称为低能量激光疗法、低强度激光疗法或低功率激光疗法。

人们研究光生物调节作用所用的激光强度为 $10mW/cm^2$，它是通过细胞的膜分子介导的。随着人们研究的深入，人们发现 $10^{2\sim3}mW/cm^2$ 的激光照射时间足够短也会产生光生物调节作用，但它作用机制是通过活性氧（reactive oxygen species，ROS）来介导的，前一种激光称为低强度激光（LIL），后一种激光则称为中等强度激光（MIL）。

早在20世纪30年代诺贝尔奖获得者 Warburg 就研究了可见光对一氧化碳（CO）与细胞色素氧化酶结合的影响，到1996年才正式提出光生物调节作用的概念。2006年，《Nature》专栏作家 Lane 建议利用光生物调节作用来治疗癌症和退行性病变的治疗，从而使这种治疗方法更进一步向前发展。刘承宜总结其基本理论概述如下：

一、光生物调节作用具有细胞特异性

1996年 Kipshidze 等人用不同剂量的低强度 He-Ne 激光

(LHNL)照射离体培养的兔和人的血管内皮细胞、平滑肌细胞研究发现,对血管内皮细胞的激光剂量和对平滑肌细胞的激光剂量是不同的,因而它实现了既能促进血管内皮细胞增殖又抑制平滑肌细胞增殖,在兔子模型上成功防止了球囊成形术后冠状动脉内再狭窄。

二、光只对功能不正常的细胞或组织具有调节作用

生物组织如果处于功能内稳态(生理状态功能处于正常状态)时,激光的光生物调节的作用就不起作用;如果生物系统功能不正常,远离功能内稳态时,则光生物调节就起作用,使生物系统功能低下恢复到功能内稳态,故具有康复作用。

Karu、Iijima、Lam、Tuner、张文峰、刘文超、刘风云等对离体细胞、对动物实验在用弱激光治疗时,对处于功能内稳态时(正常时),没有效果,但对高血压患者治疗后血浆中的NO代谢物较治疗前明显增高;对红细胞的变形性和血液流变学特性不正常时,可以提高红细胞的变形性和降低血液黏滞度;对胰岛素依赖型糖尿病患者红细胞泵功能使之正常或趋于正常……

三、倒易规则不成立

根据倒易规则(Bunsen-Roscoe规律),当光剂量(光强乘以光照时间)恒定、光化学响应时,光强和光照时间是独立的,但对弱激光,给一定剂量的光,存在一个最佳光强或最佳照射时间,光参数如果不在最佳强度附近,光就没有生物调节作用,但光强比总剂量更重要。

Karu(1998)实验证明Hela细胞在照射时并不遵循倒易规则,实验曲线有一阈值,有一个非常明确的最大值以及一段很陡峭的跌落。

四、双向调节作用

大量实验表明,弱激光照射对免疫指标出现双向调节作用,原来低水平患者照射后玫瑰花环阳性的淋巴细胞数量明显增加,原

来T和B淋巴细胞升高的患者照射后降低到原来水平。弱激光除了对免疫的双向调节外,在对血液中的氧自由基(ROS)和肝磷脂等的研究中也发现其双向调节作用。

五、信号转导作用

视网膜膜上的视色素受体吸收光子引起视觉细胞产生电信号的过程称为光信号转导。但1998年Campbell等人发现除视觉系统之外还有光信号转导,发现弱激光照射腘窝处可以调节人体生物节律。

细胞膜上存在大量肽类激素等信号分子的受体。膜受体介导的信号转到包括对信号分子的识别,信息的转换和转导及效应器的活化。其中实现信息的转换和转导的蛋白激酶构成信号转导通路。血细胞、血管内皮细胞、平滑肌细胞、巨噬细胞等细胞均可以按照信号转导途径进行转导。

六、对基本表达的调节作用

无论是细胞水平还是在体水平的研究均表明,光生物调节作用对细胞或组织功能的调节是通过对基因表达的调节来实现的。Zhang(2003)等人用DNA芯片技术研究表明,在628nm红光促进HS27成纤维细胞增值的过程中,有111个基本的表达被调节,这些基因可以分为10个功能组,大部分基因直接或间接促进细胞增殖或抑制细胞凋亡。

七、非共振作用

对细胞光生物调节作用由弱激光的光生物调节作用的原始过程是细胞膜上的受体的非共振作用。这已被2001年Minkovich等人的研究,在低强度He-Ne激光照射前、照射中或照射后,稀释的静脉血(加肝素抗凝)的透射光谱不变,说明弱激光照射与血液中任何分子的作用是非共振的。

第3章　经络与腧穴

第一节　经络学说

一、什么是经络

经络学说是中医学理论的重要组成部分，对激光针灸具有重要指导意义。

经络是人体运行气血、联络脏腑、沟通内外、贯穿上下的通络。主要通道称为经脉，其分支称为络脉。体内各组织、脏器之间，借助于经络系统联结成一个相互依存、相互制约、相互影响的有机整体，使人体和外界环境保持相对的平衡统一。

二、经络系统的组成

经络系统包括经脉和络脉，其中十二经脉和奇经八脉中的督脉和任脉合称十四经脉（图3-1）。

- 经络系统
  - 经脉
    - 十二经脉
      - 手三阴经
        - 手太阴肺经——列缺
        - 手厥阴心包经——内关
        - 手少阴心经——通里
      - 手三阳经
        - 手阳明大肠经——偏历
        - 手少阳三焦经——外关
        - 手太阳小肠经——支正
      - 足三阳经
        - 足阳明胃经——丰隆
        - 足少阳胆经——光明
        - 足太阴膀胱经——飞扬
      - 足三阴经
        - 足太阳脾经——公孙
        - 足厥阴肝经——蠡沟
        - 足少阴肾经——大钟
      - 脾之大络——大包
    - 奇经八脉
      - 督脉——长强
      - 任脉——鸠尾
      - 冲脉
      - 带脉
      - 阴维脉
      - 阳维脉
      - 阴跻脉
      - 阳跻脉
    - 十二经别
    - 十二经筋
    - 十二皮部
  - 络脉
    - 十五络脉（即上列列缺至鸠尾各络）
    - 孙络、浮络——遍布全身

图 3-1 经络系统的组成

十二经脉者：内属于腑脏，外络于肢节。

中医的“脏”是指五脏（心、肺、脾、肝、肾），“腑”是指六腑（胆、胃、大肠、小肠、膀胱、三焦）。十二经脉中的手三阴经、足三阴经在体内皆有属脏络腑的关系，而手三阳经和足三阳经在体内皆属于腑络脏。十二经脉在四肢肘膝以下和头面部又都有分支相连通，而形成一个密布于周身的网络系统。

奇经八脉：督脉行于后正中线，任脉行于前正中线，还有冲脉、带脉、阴跻脉、阳跻脉、阴维脉、阳维脉，合称奇经八脉，是沟通和连接十二经脉的较大经脉，因其循行路径不同于十二经脉，并与脏腑没有直接的络属关系，故称奇经八脉。

十二经别是主经脉分出的，分布于胸腹和头部，它可以沟通表里两经并加强与脏腑的联系。

十五络脉：是十二经脉在四肢部各分出一络，再加躯干部的任脉（身前），督脉（身后）及脾之大络（身侧）共十五络脉。其主要是沟通表里两经，又补充经脉循行的不足。

十二经筋：全身筋肉按部位分为手足三阴三阳，即十二经筋，起于四肢末端，结聚于关节的骨骼部，有的进入胸腹腔。

十二皮部：在体表的皮肤部分也是按经络来分区，称为皮部。

三、经络的功能

经络系统有三方面的功能：在生理方面，有运行气血，协调阴阳的功能；在病理方面，有抗御病邪，反映证候的功能；在防治疾病方面，有传导感应，调整虚实的功能。

1. 调节气血运行　运输营养物质，营养全身，保证全身各组织器官的供给，为各组织器官的功能活动提供必要的物质基础。

2. 抗御病邪　保卫机体，加强皮肤之保卫作用，使外邪不能入侵。

3. 反映全身功能状态　由于经络在人体各部分的关系，如内脏有病时则可在相应的经脉循环部位出现各种不同的症状和体征，内脏疾患可在五官部位出现反应：如心火上炎可致口舌生疮；肝火升腾可耳目肿赤；肾气亏虚可使两耳听力下降。

4. 传导感应　经脉穴位治疗所以能防病、治病，是由于经络具有传导感应和调整虚实的功能，针刺治疗中的“得气”现象和“气行”现象是径路传导感应功能的表现，与经络密切相关的“经气”如表现出来的生命现象则概括地叫做“神气”，《黄帝内经》中说：“泥丸、百节皆有神”，意思是脑子和全身百节都有神气活动，说脑与“神气”活动有关。

5. 调节阴阳平衡　经络在正常情况下能运行气血和调节阴阳平衡，在疾病情况下，则出现气血不和、阴阳偏胜的虚实证候，这时运用针灸或激光穴位照射治疗则可以“调气”“治神”，扶正祛邪，使人恢复到正常状态，也就是“泻其有余，补其不足，阴阳平复”。

临床大量事实均可以证实，针刺和激光穴位照射，具有通过经络调整虚实的功能。例如：针刺健康人和病人的足三里和手三里时，原来胃弛缓的，可以使收缩波加强；胃紧张的，可以使之弛缓，这通过X线钡餐检查以及胃动波摄影均可以证实。针刺非穴位则变化不明显。又如针刺心包经的神门、曲泽、内关等穴位，治疗心律失常有好的治疗效果，而取脾经上的三阴交、胃经上的足三里和膀胱经上的昆仑穴等，则效果不明显。

四、经络的实质仍是引人入胜的悬念

近年来，经络疗法和现代医学科学技术相结合取得了丰硕的成果，如穴位磁疗、电疗、电针疗法、电热灸、冷灸、穴位挑治、穴位割治、穴位埋植等，特别是本书介绍的激光针灸治疗，既能针又能灸，治疗大量临床病例，取得良好效果；这些临床治疗效果本身就足以证明经络和穴位是客观存在的，只不过没有被人们所认识。但有些客观现象也可以佐证经络和穴位的存在，如穴位治疗时，可有“得气”的感觉，它可以循经传导，有一定规律。经络穴位有特殊的电学性质，如测量穴位时，其电阻要比周围皮肤要低。前苏联学者用之确定穴位部位；日本学者将皮肤的低电阻点联络成网络状，皮肤低电阻线和经络走行是一致的。用红外线热象观察时，把相近温度关联起来，结果这种高低线是沿着经络走行的。最近科学家证实人体也是一个微弱的发光体，发光较强的点也绝大多数在经络上，这些现象也说明经络和穴位的存在。法国学者将微量放射性核素（过锝酸钠）注入穴位，用接连电子计算机的内烁摄影机跟踪显示核素的通路与经络径路相符，而核素移动的速度取决于与注射穴位经络相关的器官是否正常。但是经络实质是什么？到底其物质基础是什么？现在仍是一个谜。费伦教授（1998 年）提出人体经络穴位的物质基础是以结缔组织为基础，连带其中的血管、神经丛和淋巴器等交织而成的。有人认为从尸体上找不到经络，是因为经络是一种能量，只存在于活生生的人身上，它像电一样，是人肉眼看不见的，经络是运行经气的，人死了，经气就没了，所以也找不到经络穴位。古代医学家认为一切疾病产生的根本就是身体里有关经络的失控，所以人的一切疾病都可以叫做经络病。而激光针灸所以能治疗疾病，就是激光的能量通过人体经络传导疏通五脏六腑的通道，从而使病症得以减轻或消失，这就是中医理论中常说的“通则不痛，痛则不通”的道理。

第二节　腧　穴

腧穴是人体脏腑经络之气输注出入的特殊部位，既是疾病的反应点，又是各种经络穴位疗法的刺激点。腧穴归属于各经脉，经脉又隶属于一定的脏腑，故它们之间形成了不可分割的密切关系。

一、腧穴的分类

1. *十四经穴*　分属于十二经脉和督、任二脉的腧穴，共有 361 个穴，各穴均能主治所属经络的病症，其中十二经脉的腧穴均为左右对称双穴；督脉和任脉的腧穴，则分别分布于前、后正中线上。

2. 经外奇穴　凡未归入十四经的腧穴则成为奇穴，这些奇穴分布较为分散，大多数不在十四经脉循行线上，这些穴位对某些疾病有奇特的功效。

3. 阿是穴　无具体名称，也无具体固定位置，是人体患病时，以病灶或非病灶部位出现的疼痛、过敏点或压痛点作为定位依据，多随疾病的发生而出现，疾病痊愈而消失，临床上大多用于痛症的治疗。

二、腧穴定位法

正确的穴位定位，与治疗效果有很大关系，常用的取穴方法有以下几种：

1. 骨度分寸法　将人体各部位分别规定其折算长度为量取腧穴的标准，不论病人高矮胖瘦，在同一部位按比例折成相同的寸数，例如肘横纹至腕横纹折成 12 寸，前发际正中至后发际正中为 12 寸，两乳头之间为 8 寸，膝中至外踝尖为 16 寸等(图 3-2)。

2. 体表解剖标志定位法

(1)固定标志：指不受人体活动

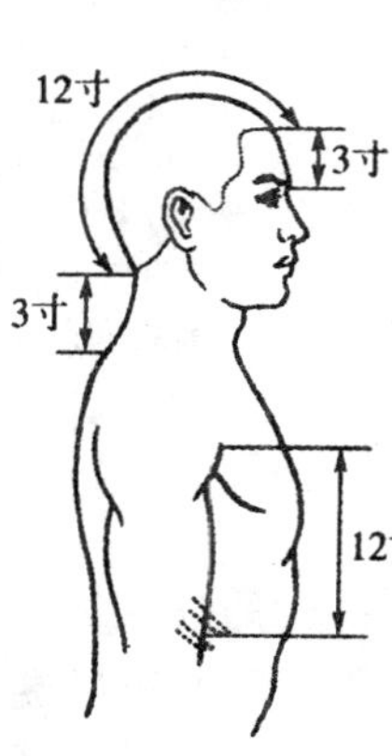

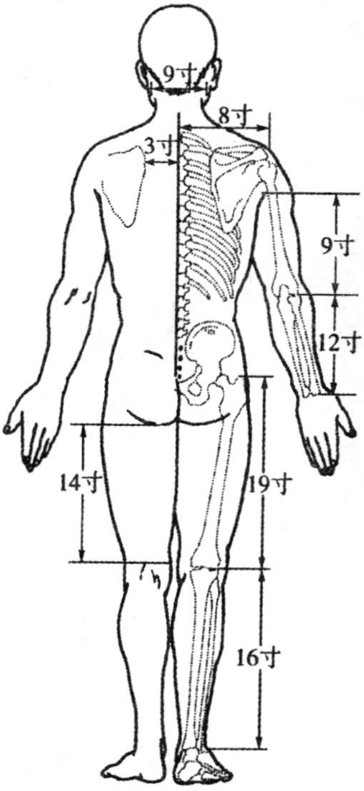

图 3-2　骨度分寸法

影响而固定不移的标志，如五官、毛发、指(趾)甲、乳头、脐及各种骨关节突起和凹陷部，如两眉之间的“印堂”，两乳之间的“膻中”等。

(2)动作标志：指必须采取相应的动作才能出现的标志，如张口于耳屏前方凹陷处取“听宫”，握拳于手掌横纹头取“后溪”等。

3. 手指同身定位法　以患者手指为标准，进行测量定穴的方法，临床常用的有以下 3 种(图 3-3)。

(1)中指同身寸：以患者的中指中节屈曲时内侧两端横纹头之间作为 1 寸，可用于四肢部取穴的直寸和背部取穴的横寸。

(2)拇指同身寸：是以患者拇指指节关节的横度作为 1 寸，亦适用四肢的直寸取穴。

(3)横指同身寸：又名一夫法，是指令患者将示指、中指、环指和小指并拢，四指测量为 3 寸。

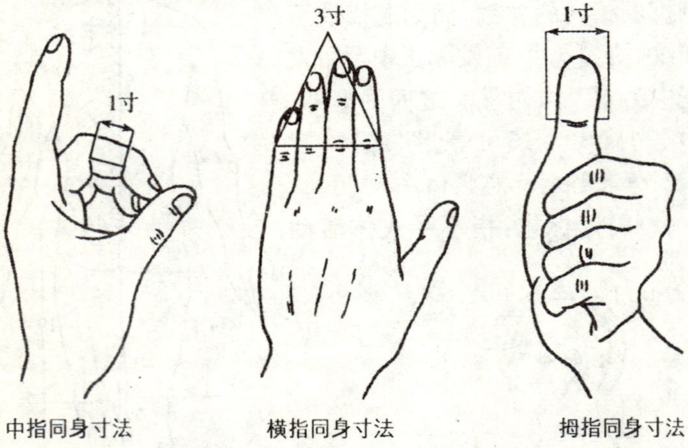

图 3-3　手指同身定位法

(4)简便取穴法：临床上常用一种简便易行的取穴方法，如双耳尖直入取“百会”，两手虎口交叉取“列缺”，垂手中指端取“风市”等。

三、腧穴的选择原则

所有穴位除具有局部治疗的作用，有的还具有治疗邻近部位病症或远隔部位病症的作用。

1. 本经腧穴主治本经病　如心脏病取心包经的络穴内关穴；牙痛取手阳明大肠经的原穴合谷穴；胃病则取足阳明胃经的穴位，如其郄穴梁丘、合谷、足三里等。

2. 表里脏腑经脉选穴　因表里经脉在生理和病理上有紧密的关系，所以在患病相表里的经脉上选穴，同样具有较好的疗效，如皮肤病，取肺经相表里的大肠经脉的合穴曲池，治疗效果较好，胃病取脾经的公孙穴等。

3. 循行相邻经脉选穴　十二经脉在体内逐经相连，循环传注，周流不息。循行相邻经脉，其治疗作用也有相通之处，如牙痛，除取手阳明大肠经的合谷穴外，还可取足阳明胃经的内庭穴等。

4. 对侧同名经脉取穴　由于同名经脉呈左右对称分布，它们的调节功能也是相通的，在临床上经常有选取健侧穴位而治愈患侧疾病。

5. 依据脏腑生理功能取穴　选取相应穴位，发挥脏腑功能的调节作用，如因肝开窍于目，所以近视眼和远视眼取穴肝俞；如消化不良，可取穴脾俞、胃俞；神志疾患可取穴心经的神门穴。

6. 局部取穴　因为任何穴位均有十二经脉分布体表各部，如眼病取穴睛明穴、攒竹穴、阳白穴、承泣穴；胃病取穴中脘穴、梁门穴等；膝关节疾患取穴内、外膝眼、鹤顶穴，阳陵泉；耳病取穴耳门、听宫、听会、翳风等。

7. 特殊穴　长期治疗有特效的穴位，如哮喘可取经外奇穴“定喘穴”；落枕可取手背部的“落枕穴”；戒烟可取“甜美穴”；发热取穴“大椎穴”；至阴穴矫正胎位；天枢穴治疗腹泻和便秘；内关穴可以减慢心动过速的心率等。

8. 远近端相配取穴　如胃病可取中脘穴、远取足三里，牙痛可近取承浆、颊车，远取合谷穴等。远治的经脉在肘关节和膝关节以下的穴经，不但可以治疗局部病症还可以治疗远隔部位组织器官的病症，甚至可以影响全身的功能，如足三里穴不但治疗下肢病，还可以调整消化系统功能，甚至对全身免疫功能都有一定作用。

9. 前后或左右相配取穴　如肺病，前取募穴中府穴，后取俞穴肺俞；胃病前取中脘后取胃俞穴等。

10. 按子午流注时辰相配取穴　古人将一昼夜分为 12 个时辰，子与午是相对的两个时辰，子时是夜间 23 点至 1 点，是阴退阳进的时候，午是中午 11 点到 13 点，是阳退阴进的时候。

另外还有将五输穴配以木、火、土、金、水行，如肺经表现实证时，则应泻属水的子穴（尺泽穴），如肺经表现为虚证时则应补属土的母穴（太白穴）。

激光针灸剂量是比较复杂的问题，因激光器种类不同，剂量大小、选穴的多少、照射的时间等均无定论。一般认为，小剂量照射为“补”，大剂量为“泻”；短时间照射为“补”，长时间照射为“泻”。常取穴 4～5 个，每穴照射 3～5min，每日照射 1 次，10～15 次为一疗程，如穴位较多，可分次轮流使用，需做第二疗程者，可休息 5～7d，这样效果更好。

四、激光针灸的依据

激光穴位照射是否与针刺一样“得气”呢？“得气”就是治疗时，人身沿着经络的径路会出现酸、胀、麻的感觉，这种现象的出现与疗效有很大的关系，正如《灵枢》记载：“刺主要气至而有效。”《针灸大成》中也记载：“气速至则速效，气迟至则不治。”

事实证明，激光穴位照射治疗时能激发经络中的经气，一些患者显示出穴位和经络的特异性反应。有人统计 335 例，其中一些患者有热感，麻木、胀、沉重感、抽动、蚁走感、电流感等 34 种反应。如激光照射人迎穴，可有顺足阳明胃经的循行路线传至缺盆穴的感觉；照射丝竹空穴、光明穴时，眼球有不自主运动；照射天突穴时患者有憋气感。这说明激光穴位照射后可以循经传导，但是不如针刺感觉强烈，那为什么治疗有效果呢？1983年Walker用1mW的He-Ne激光照射足神经上一个点，就能在附近某点上记录到这种神经冲动，潜伏期4ms，说明激光照射后能产生神经冲动，只不过是由针刺的机械能刺激转换为激光的热光能刺激而已。

1981年刘德傅报道用3mW的He-Ne激光照射合谷穴，用与肌电图机相联的两根银针一支刺入曲池穴，另一支刺入尺泽穴，刺入时均有酸、麻、胀的感觉，4～5min后可以看到曲池穴上的银针联线在肌电图机荧光屏上出现低频涨落有规律的电波，而尺泽穴则无此反应。重复12例，9例均有此反应(注:合谷穴和曲池穴均为手阳明大肠经，而尺泽穴为手太阴肺经)。He-Ne激光照射合谷穴、曲池穴出现的低频涨落有规律的电波，说明He-Ne激光循经传导。

1987年田道中用He-Ne激光照射30例远端穴位，激光输出功率为2.7mW，以叩击找出敏感点，在106次的试验中，得出径路传感线，60.38%为阳性结果，比非穴位照射的实验高得多，这稳性传感线是处于比较浅的部位，能使受压(压力为2～3mmHg)而阻断，松手后可以再现。以后田道中又做激光经络测定，从测量方面研究15例病人1 404穴次不同情况下的原穴导电量，5min前后变动率，发现照射穴位与不照射时或照射非穴位点时均有显著的差异。

人的皮肤表层厚0.5～1.5mm，真皮厚2.1mm，皮下层厚2.5mm，而神经末梢感受器位于真皮质中。穴位中有多种神经感受器，据上海市针灸研究所林文注研究病人主诉有针感的50个点中，可看到数量不等的有髓小神经束、无髓小神经束、游离神经末梢、环层小体、肌梭和神经干支，病人主诉无针感的13个点中只有见到肌梭、运动终板、小神经束和游离神经末梢，经统计学处理有非常显著的差异($P<0.001$)。而He-Ne激光的穿透深度国外报道为10～15mm，刘德傅观察为16mm，田道中观察可以达到

18mm，故光能量可以直接刺激穴位中的感受器。

针灸穴位可以分为两种，即感受器穴和效应器穴，其组织结构完全不同，感受器穴仅以神经成分占优势，如 meissner 小体、Krause 络球、Hoyer-Grosser 器官等；而效应器则由平滑肌组成。

1975 年 Riederen 研究表明，以感受器占优势的穴位所分泌的 5-HT 明显地比由效应感受器穴位分泌的多。

大多数日本学者认为，中医理论认为的穴位就是属于功能性的，间中喜雄认为，生物体内有能量、信息两大系统，能量系统包括肌肉、血液、呼吸、消化等系统，信息系统包括神经和内分泌系统等。信息系统控制并作用于能量系统，刺激信息系统比刺激能量系统所需能量小的多。信息系统又被称为“X-信息系统”，该系统的信息输入部位及反应输出部位均具有特异性，它是由点到线，由线到面形成的综合功能结构，构成一个整体体系。这一体系中起支配作用的是全息图模式，即任何一个局部都有整体的投影，这一精密体系，能够感受并辨别给予经穴的精微刺激。

1975 年 Kellner 实验证实，激光照射组织的深度足以刺激到触觉小体（Meissner 小体）、Hoyer-Grosser 器官、终末血流带（小动脉到静脉中毛细血管的过渡），也可以刺激到 Vater-Paccini 小体，故认为激光穴位照射刺激这些组织可引起的机体反应。

山东省荣城县人民医院用半导体砷化镓激光穴位照射家兔足三里穴位或加低频电脉冲同时作用，实验证明，激光穴位照射后胃电效应显示双向调节作用，静脉注射纳洛酮后可使胃电效应逆转，提示半导体砷化镓激光穴位照射有类似传统针刺作用；单独用激光照射足三里穴，胃电以兴奋效应为主，类似针刺补法，可治疗胃功能低下疾患；激光加低频电照射足三里穴，以抑制效应为主，类似针刺泻法，可治疗胃功能亢进疾患，从而提示激光穴位照射可产生内源性阿片物质，作用于胃肠道吗啡样受体而影响胃电变化，并由于内源性阿片物质的释放，而具有镇痛作用。

1977年博尔茨曼研究所的Kroetlinger将激光穴位照射和针刺穴位进行比较，证明激光照射井穴（四肢上经络的终末穴位），电位升高与针刺效应相似，激光照射穴位后所产生的电位平衡作用也与针刺结果无显著差异，激光照射穴位电位升高10mW，而照射假穴则电位明显下降。

以上均证明激光穴位照射沿着经络的循环路线传导和针刺是一样的，经络和其周围非穴位皮肤相比较，它们的电阻小，因而容易感受和传导电磁波，而激光是一种方向性好、能量集中、单色性好和相干性好的电磁波，故可以沿着阻抗最小的经络传导，以一定的波动形式传导刺激信息，趋向于所属的脏腑器官，从而达到治病的目的。

第三节 十四经穴中激光常用穴位

对十二经脉分布于肘、膝关节以下，经气出、溜、注、经、入之处的名为井、荥、输、经、合的五类特定穴称为五输穴。历代医学家将气血在经脉中运行的情况和水流现象相比较，经气流注由小到大，由浅入深，经气所出如水的源头，故称为“井”；经气流过之处，如刚出的泉水微流，故称“荥”；经气所灌注之处，如水流由浅入深，故称为“输”；经气所行经的部位，像水流在河流中流过，故称为“经”；经气最后如百川汇入海，则称为“合”。

又有“原穴”（人体原气作用汇集的部位，人体脏腑的病变往往反应于此）；络穴（多位于表里经的联络之处，使经络相互联络成一整体）；俞穴（脏腑之气输注于后背的腧穴）；募穴（脏腑之气汇集于胸腹部的腧穴）；八脉交会穴（任、督、冲、带、阴跻、阳跻、八阴维、阳维，八脉会交会于十二经中的八个穴位）；八会穴（即脏腑、气、血、筋、脉、骨、髓的精气聚会之处）；郄穴（郄即孔隙之意）；下合谷（是手三阳经下合于足三阳经之腧穴）等特殊命名。

一、手太阴肺经

1. 肺经的走行

起于中焦→大肠→胃上口→膈→肺→喉→腋下→上臂内侧→肘→臂

↓

(手阳明大肠)示指尖←腕←寸口→鱼际→拇指尖

2. 肺经的主要功能 肺主皮毛、肺、胃、大肠和悲之情。

(1)脏腑病:主治肺疾患,如咳嗽、气喘、气短、心烦不安,因肺和口鼻相通,故也出现鼻塞、感冒、流涕等症。因肺向下络大肠,故还可以治疗大肠的疾患。

(2)外经病:沿肺经循行线上的麻木、疼痛、发冷、酸胀等异常感觉,一般出现在锁骨上窝、上臂、前臂内侧上缘。

(3)调节情绪异常:肺在志主悲,可使情绪淡泊,心中平静。

(4)皮肤疾患:因肺主皮毛的关系,故导致皮肤的疾患,如过敏性皮肤病、色斑等。

治疗最佳时间:肺经的经气旺在寅时,即早上 3~5 点,但正是睡眠时间,故可在同名经上找,就是上午 9~11 点脾经旺时。

3. 激光常用的穴位 肺经共用 12 个穴位,但激光常用的穴位主要有 3 个(表 3-1,图 3-4)。

表 3-1 手太阴肺经激光针灸常用穴位

中府	肺部疾患常用穴,在第一肋间,距正中线 6 寸凹陷处,常用之治疗咳嗽、气喘、胸痛,又因为此穴是手、足太阴之会,故能健脾,治疗腹胀、肩背痛等
尺泽	位于肘横纹中,肱二头肌腱桡侧凹陷处,主治咳嗽、咯血、气喘和咽喉肿痛和肘臂痛

（续表）

列缺	在前臂桡侧缘，桡骨茎突上方，腕横纹上 1.5 寸。当肱桡肌与拇长展肌腱之间。两手交握，左手示指在右腕背部，示指下即是。列缺穴是三经会穴，故可以同时调节肺经、大肠经和任脉的经气。头痛、鼻塞、流涕可用之疏卫解表。由于和任脉相连，可补肺肾阴虚，故中年糖尿病、耳鸣、双目干涩及更年期的烦躁、失眠均可用之调节，腕部疼痛不适，亦可用之

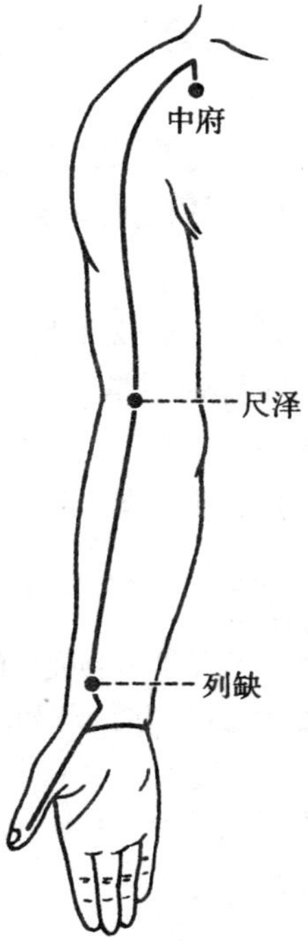

图 3-4　手太阳肺经激光常用穴位

二、手阳明大肠经穴

1. 大肠经的走行　起于商阳，止于迎香，左右共 20 穴，分布于示指桡侧、上肢背面桡侧及颈、面部。

2. 大肠经的主要功能　和足阳明胃经络属的肠胃是人消化、吸收以及排除废物的器官。大肠经发生病变时，主要表现以下疾病。

(1)上身部位病：手阳明大肠经经气血不通畅则会导致示指、中指、上肢、后肩等经络线上的疼痛和酸、胀、麻等不舒服的感觉。

(2)五官病：从其走行可以看出手阳明大肠经跟面部、下牙、鼻关系密切，所以有病时可有眼睛发干、发红、口干、流涕、鼻出血、牙龈肿痛、咽喉痛等。

(3)肺：对于呼吸系统疾患，肺和大肠看起来风马牛不相干，但日常大肠通了，咽喉肿痛也就好了，可以说明肺与大肠有关系。

治疗最佳时间：大肠经气血最旺时在对应卯时，也就是早上5～7点，但有人不习惯早起，则下推12个时辰，与同名经(足阳明胃经最旺时)辰时，也就是上午7～9点。

3. 激光常用穴位　共5个穴位(表3-2，图3-5)。

表3-2　手阳明大肠经激光常用穴位

合谷	在手背第1、2掌骨间，当第2掌骨桡侧的中点处。即二指合并，虎口肌肉凸起部中央处。此穴为手阳明大肠穴的原穴(也就是人体原气经过和留止的部位)，有"面口合谷收"之说。主治头痛、牙痛、咽喉痛、扁桃体炎、鼻炎、腮腺炎、中风等，因和胃经均是阳明经气，故可以治疗肠胃道疾患
曲池	曲肘关节时，位于肘横纹外侧端。此穴为手阳明大肠经的合穴，大肠经经穴经此处会合到脏腑，故对调节阳明经经气和脏腑功能有重要意义，如对高血压、高血糖的患者用激光照射此穴对控制血糖和血压有所帮助；另外对咽喉痛、吐和泻、上肢瘫、上肢麻木、荨麻疹均有效，为强壮穴之一

（续表）

肩髃	在肩部、三角肌上、臂外展，当肩峰前下方凹陷处。主治肩关节痛、上肢瘫、上肢麻木
扶突	在颈外侧部，喉结旁，胸锁乳突肌的前、后缘之间。主治咽喉肿痛，肩臂痛等
迎香	位于鼻翼旁 0.5 寸，鼻唇沟中。主治：急慢性鼻炎、甲状腺功能亢进（可降低 T3 和 T4）、三叉神经痛、变应性鼻炎和面部疾患等

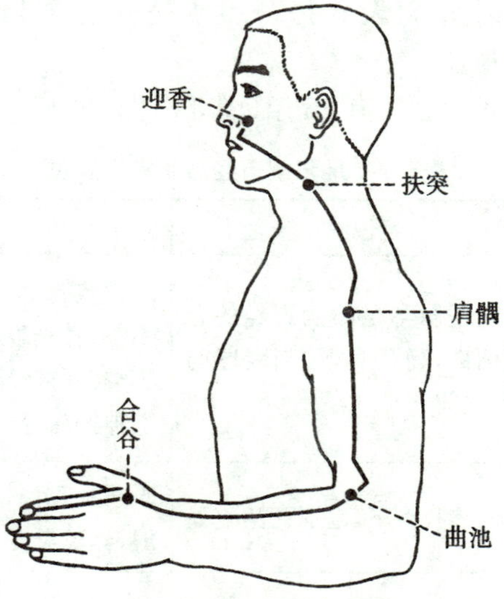

图 3-5　手阳明大肠经激光常用穴位

三、足阳明胃经

1. 胃经的走行　起于承位，至于厉兑，左、右各 45 穴，分布于头面、颈、胸腹、下肢的前外侧。

2. 胃经的主要功能　脾胃是“后天之本”说明脾胃具有消化吸

收功能，是气血生化之源、人体代谢能量的来源。脾胃功能不好则代谢紊乱，五脏六腑均不能好好工作，其主要病变表示。

(1)胃肠系统:腹痛、肠鸣、腹胀、吐、泻。

(2)面部疾患:牙痛、眼疾、咽痛、面瘫。

(3)精神、神志:受惊、狂躁。

(4)经脉所过部位的病痛，如口角㖞斜、膝关节、胸乳部、腹部、大腿部、下肢外侧疼痛等，特别是中风偏瘫后肢体萎缩无力时，常取胃经穴，即"治痿独取阳明"，一方面可以使健脾胃，脾胃是气血生化的来源，另一方面使肌肉萎缩逐渐恢复。

治疗最佳时间:每天早上 7～9 点是胃经经气最旺的时候，故这时治疗疗效最佳。

3. 激光常用穴位　有 15 个(图 3-3，图 3-6)。

表 3-3　足阳明胃经激光常用穴位

穴位	定位	主治
承泣	阳跻脉、任脉与足阳明胃经的合穴，在面部，瞳孔直下，当眼球与眶下缘之间	眼部疾患，如外眼炎症、屈光不正、青光眼、视神经炎、视网膜炎、视神经萎缩、白内障、眶下神经痛等
四白	在面部，瞳孔直下，眶下孔凹陷处	眼病、三叉神经痛、面神经麻痹、鼻窦炎等
地仓	手阳明大肠经于足阳明胃经的会穴，在面部，口角外侧，上直对瞳孔	面神经麻痹、三叉神经痛、面肌痉挛等
颊车	在面颊部，下颌骨角前上方约一横指，咀嚼时咬肌隆起，按之凹陷处	腮腺炎、颞下颌骨关节炎、面神经炎、三叉神经痛

（续表）

穴位	定位	主治
下关	足少阳胆经与阳明胃经之交会穴，在面部耳前方，在颧弓与下颌切迹所形成的凹陷中	牙痛、耳痛、耳聋、颞下颌关节炎、颞下颌关节紊乱、面神经炎、三叉神经痛
人迎	在颈部，喉结旁，在胸锁乳突肌前缘，颈动脉搏动处	高血压病、哮喘、咽喉痛、甲状腺疾患、喉炎、偏瘫
乳根	在胸部，在乳头直下乳房根部，在第5肋间距前正中线4寸	乳汁分泌不足、乳腺炎等
梁门	在上腹部，脐中上4寸，距前正中线2寸	胃痛、腹胀、腹泻、食欲不佳等
天枢	在腹中部，距脐中2寸，天枢穴是“募穴”，是五脏六腑之气集中于胸腹部的穴位，所以不论病发生在内或外邪入侵，都可以在募穴上有的反应，天枢穴正好对应肠道，所以治疗便秘、消化不良、恶心、呕吐、腹胀等，还对月经不调、痛经有效	
水道	在下腹部，在脐中下3寸，距前正中线2寸	小腹胀满、尿道感染、肾炎、水肿、尿潴留、月经不调、痛经、不孕症等

（续表）

穴位	定位	主治
梁丘	屈膝，在大腿前面，当髂前上棘与髌底外侧端的连线上，髌底上2寸	梁丘是胃的“郄穴”，郄就是“孔隙”的意思。郄穴阴经常用来治疗血症，阳经常用于治疗急性病，属于阳经，梁丘治疗急性胃痛、胃痉挛效果很好。另外，也用于治疗膝关节痛、腿膝风湿痹痛等
犊鼻	屈膝，在膝部，髌骨与髌韧带外凹陷中	主治：膝关节痛、膝风湿痹痛
足三里	为人身第一长寿穴，位于小腿前外侧，犊鼻下3寸，距胫骨前缘一横指（中指），是本经的合穴	刺激足三里穴可使胃肠蠕动有力而规则，可以提高多种消化酶的活力，增进食欲，帮助消化，改善心脏功能，调节心律，增加红细胞、白细胞和血色素，调节血糖，使之平衡，促进内分泌腺分泌，提高免疫力等功能，故有“肚腹三里留”的说法，故对消化系统常见病均有好的效果。除胃肠外，对胆囊炎、胆结石、肾结石绞痛以及糖尿病、高血压等均有很好的良效。对脑卒中和血管性疾患、妇科月经不调、痛经等均有好的效果
丰隆	在小腿前外侧，外踝尖上8寸，距胫骨前缘两横指（中指）	主治：咳嗽、痰多、咽喉肿痛和下肢瘫痪、麻木、酸痛等
厉兑	位于第二趾末节外侧，距指甲角0.1寸，属于井穴	主治：热病、面神经麻痹、牙痛、昏厥等

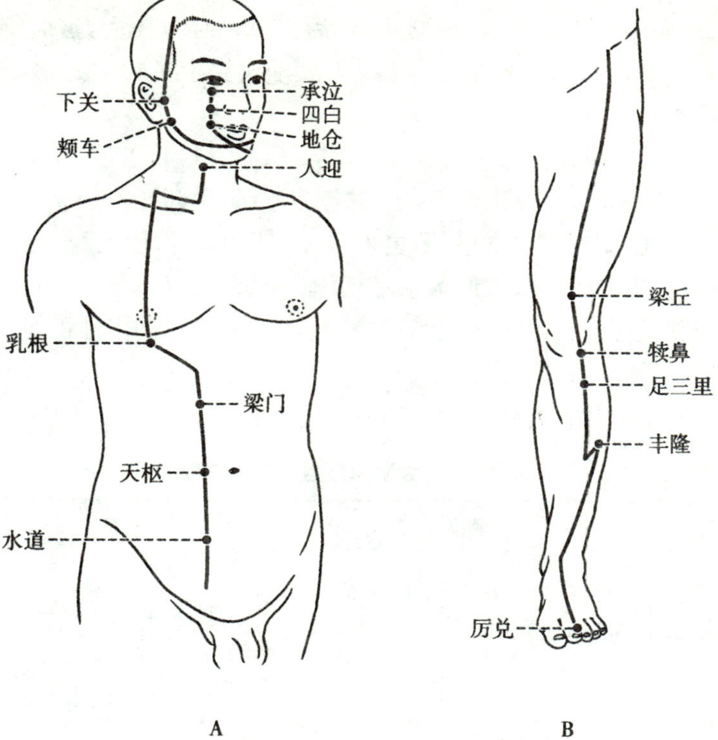

图 3-6 足阳明胃经激光常用穴位

四、足太阴脾经穴

1. 脾经的走行 起于隐白，止于大包，左、右各 21 穴，分布于大趾、内踝、小腿、大腿内侧、胸腹部第 3 侧线。

2. 脾经的主要功能 与脾经有关的内脏有脾，胃和心。其主要功能为：

(1)脾统摄，约束血液行于脉内而不外逸的作用，称为“脾统血”。一般出血症多与火热有关，血受火热之邪干扰时就会不受约束而妄行，于是出现各种出血症。另一出血与火热主邪无关，是脾气来约束血在脉管中规矩的运行，如脾气虚，不能约束血的运行，则出现出血病症，如紫癜，产后出血，便血，尿血，这时则需要补脾而不是泻火。如不通，则会出现线路上的冷、酸、胀、麻、疼痛等。

(2)与五官有关，包括舌与咽，“脾开窍于口，其毕于唇，在液为涎”，故有病时，可以出现不自主的流口水、饭后即吐等。

(3)脏腑病：“阴主里，阳主表”，故脾经可以治疗全身乏力、全身疼痛、胃痛、腹胀、大便稀、心胸烦闷、心窝下急痛。

脾经旺时在巳时，即上午 9～11 点，这时人体的阳性正处于上升期，是治疗最佳时间。

3. 激光常用穴位　4 个穴位(表 3-4，图 3-7)。

表 3-4　足太阴脾经激光常用穴位

穴位	定位	主治
太白	是腧穴，原穴，位于足内侧缘，在第 1 跖趾关节后下方赤白肉际凹陷处	食欲不佳、腹胀、腹泻等脏腑病
三阴交	为足阳太阴脾经、足少阴肾经、足厥阴肝经三经会穴，位于小腿内侧，内踝尖上 3 寸，胫骨内侧缘后方	妇科病，所以又称“女三里”，如痛经、月经不调、更年期综合征等
阴陵泉	本经合谷，位于小腿内侧，胫骨内侧髁后下方凹陷处	腹胀、腹痛、腹泻、黄疸、水肿、遗尿、遗精、月经不调
血海	位于大腿内侧，髌骨底内侧端上 2 寸，股四头肌内侧头的隆起处。(左手掌抵住右膝盖，大拇指下肌肉凹陷处)	治血要穴，对妇科病、湿疹、丹毒和血液病(如白血球低下等)效果好

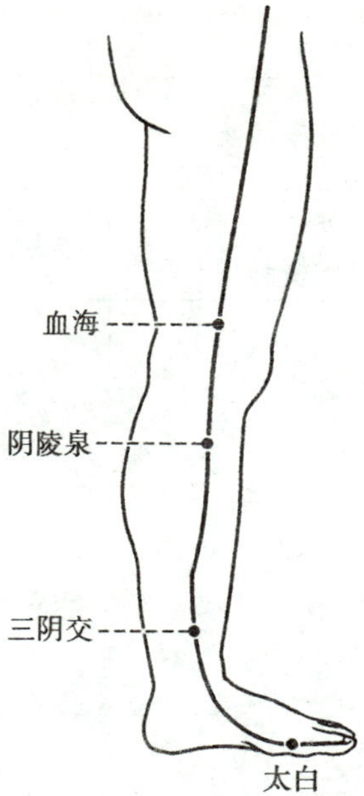

图 3-7 足太阴脾经激光常用穴位

五、手少阴心经

1. 心经的走行　起于极泉，止于少冲，左、右各9穴，分布于腋下、上肢掌侧的尺侧缘和小指的桡侧端。

2. 心经的主要功能　中医上讲“心主神”故可以认为心经和神志、精神有关。心经异常的人可以出现心胸烦闷、疼痛、手臂阴面靠小指侧麻木，疼痛、故对失眠、冠心病和颈椎病引起的上肢麻木等有效。

心经最旺时在午时，即中午11～13点，这是阳气最盛的时候，然后向阴转化，阴气开始上升。

3. 激光常用穴位　2个穴位(表3-5，图3-8)。

表 3-5 手少阴心经激光常用穴位

穴位	定位	主治
极泉	在腋窝顶点,腋动脉搏动处	心脏病(如冠心病)和颈椎病所致上肢麻木
神门	为腧穴,原穴,位于腕掌侧横纹尺侧端,尺侧腕屈肌腱的桡侧凹陷处	失眠、癔症和心痛、心悸等

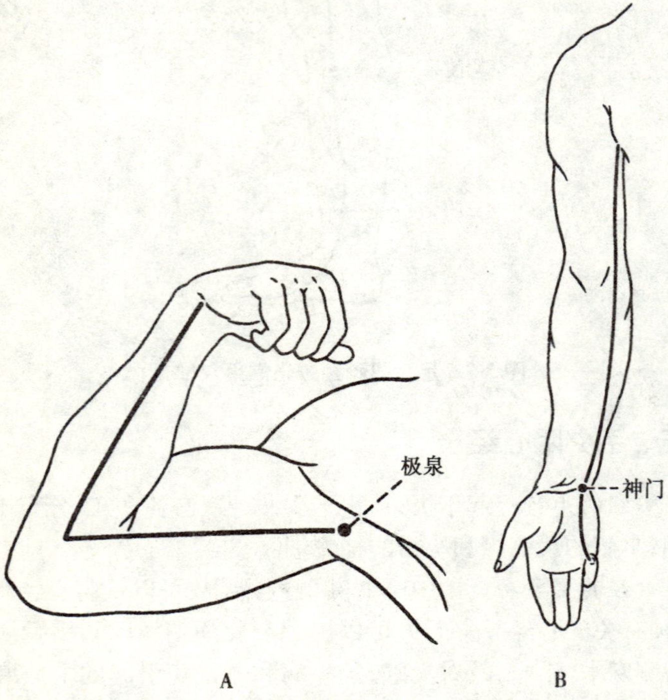

图 3-8 手少阴心经激光常用穴位

六、手太阳小肠经

1. 小肠经的走行 起于少泽,止于听宫,左、右各 19 穴,分布手指掌尺侧、上肢背侧面的尺侧缘、肩胛、侧颈部及颊部。

2. 小肠经的主要功能　小肠经与手少阴心经相表里，故临床上也可以用小肠经来消“心火”。对神志病、体液病、疮疡肿毒等均有效。

小肠经气最旺时在未时，也就是下午 13～15 点，这时 阳气开始下降，阴气开始上升，这时候治疗最好。

3. 激光常用穴位　7 个穴位(表 3-6，图 3-9)。

表 3-6　手太阳小肠经激光常用穴位

穴位	定位	主治
后溪	本经腧穴，八脉交会穴通督脉。在手掌尺侧，微握拳，在第 5 掌指关节后的远侧掌横纹头赤白肉际	头项强痛，特别是急性腰扭伤特效穴，落枕、肋间神经痛、肩臂痛等
肩贞	在肩关节后下方，臂内收时，腋后纹头上 1 寸	肩痛(五十肩等)
臑俞	为手太阳小肠经，阳维脉和阳跻脉的会穴，位于肩部，腋后纹头直上，肩胛冈下缘凹陷处	肩痛
颧髎	在面部，当目外直眶下，颧骨下缘凹陷处	面神经炎、三叉神经痛
天宗	在肩胛部，冈下窝中央凹陷处，与第 4 胸椎相平	颈肩综合征(电脑病)等
落枕	在手背示指和中指的骨之间	睡觉时的落枕
听宫	手少阳三焦经，足少阳胆经于手太阳小肠经的会穴，位于面部耳屏前，下颌骨髁突的后方，张口时呈凹陷处	耳聋、耳鸣、中耳炎、头痛、牙痛、颞下颌关节紊乱

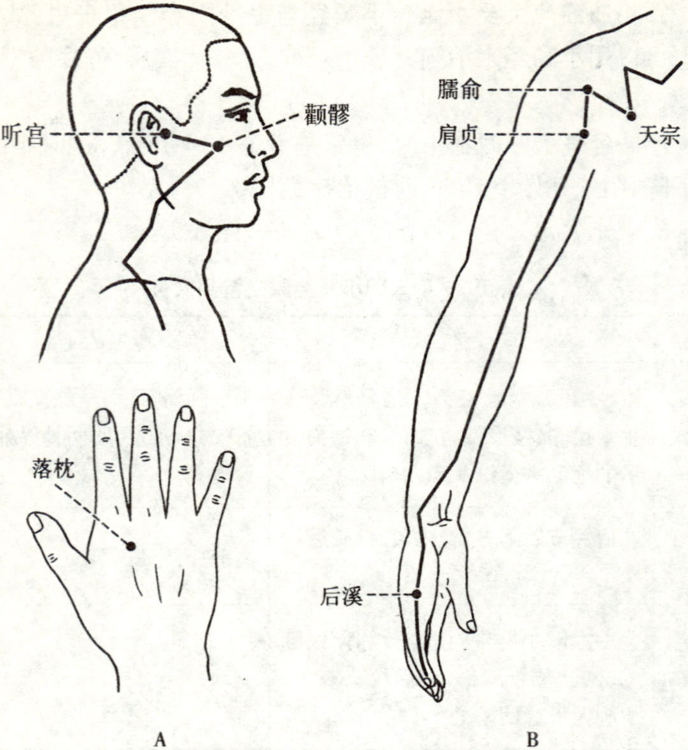

图 3-9 手太阳小肠经激光常用穴位

七、足太阳膀胱经

1. 膀胱经的走行　起于睛明，止于至阴，左、右各 67 穴，是十四经中穴位最多的一条经，共有一条主线，三条支线，分布于眶周、前头、头顶、颈部、背腰部的脊椎两侧，下肢后外侧及小趾末端。

2. 膀胱经的重要功能　因膀胱经大部在背后，所以膀胱经出问题就会项背部僵硬、疼痛，还可沿着腿部向下进行，如可有腓肠肌痛、膝关节屈伸不灵、足小趾不能随意运动。

膀胱经经气最旺时间是申时，即下午 15～17 点，这时治疗效果最佳。

3. 激光常用穴位 共21个穴位(表3-7,图3-10)。

表3-7 足太阳膀胱经激光常用穴位

穴位	定位	主治
睛明	手太阳小肠经、足太阳膀胱经、足阳明胃经、阳跻脉与阴跻脉的会穴,位于面部,目内眦角稍上方凹陷处	眼疾最常用的穴位,也是治疗呃逆的常用穴
攒竹	在面部,在眉头凹陷中,眶上切迹处	眼疾、面神经麻痹
大杼	督脉的别络,八会穴的骨会穴,足太阳膀胱经与手太阳小肠经的会穴,位于背部的第1胸椎棘突下,旁开1.5寸	感冒、发热、颈项强痛、咽喉痛
肺俞	为肺之背俞穴,位于后背部第3胸椎棘突下,旁开1.5寸	支气管和肺部疾患、肩背痛等
心俞	心之背俞穴,位于背部第5胸椎棘突下,旁开1.5寸	心脏疾患、神经衰弱、精神病、咳嗽、哮喘等
膈俞	八会穴中的血会穴,位于背部第7胸椎棘突下,旁开1.5寸	各种与血有关的病,如吐血、衄血、便血、尿血、贫血、呃逆、呕吐、咳嗽等
肝俞	肝之背俞穴,位于背部第9胸椎棘突下,旁开1.5寸	肝胆疾患、胃病和肋间神经痛
胆俞	胆之背俞穴,位于背部第10胸椎棘突下,旁开1.5寸	肝胆疾患、胃病和胸肋痛
脾俞	脾之背俞穴,位于背部第11胸椎棘突下,旁开1.5寸	胃肠疾患和出血性疾患
胃俞	胃之背俞穴,位于背部第12胸椎棘突下,旁开1.5寸	胃部疾患和胸胁痛

（续表）

穴位	定位	主治
肾俞	肾之背俞穴，位于腰部第2腰椎棘突下，旁开1.5寸	生殖系统和泌尿系统疾患，如阳痿
大肠俞	大肠之背俞，位于腰部第4腰椎棘突下，旁开1.5寸	腹胀、腹痛、肠鸣、肠泻、便秘、腰痛等
关元俞	在腰部第5腰椎棘突下，旁开1.5寸	小便不利、尿路感染、遗尿、糖尿病、腰痛等
小肠俞	小肠主背俞穴。在骶部的骶正中嵴旁1.5寸，平第1骶后孔	遗精、遗尿、尿血、腹胀、糖尿病、腰骶痛
膀胱俞	膀胱之背俞穴，位于骶部的正中嵴旁1.5寸，平第2骶后孔	泌尿和生殖系统疾患，如尿道感染、阳痿、遗尿、小便不利、糖尿病、腰骶痛等
承扶	位于大腿后面，臀下横纹中点	下肢瘫痪和坐骨神经痛
殷门	位于大腿后面，承扶与委中连线上，承扶下6寸	腰腿痛、下肢瘫痪
委中	本经合穴，四总穴。位于腘横纹中点，股二头肌腱与半腱肌肌腱的中间	腰腿痛和膝关节痛，故有“腰背委中求”之说
承山	小腿后面正中，委中与昆仑之间，当伸直小腿或足跟上提时腓肠肌肌腹下出现尖角凹陷处	腰背痛、小腿痉挛、瘫痪，对痔疮也很有效
昆仑	位于足外踝后方，在外踝尖与跟腱之间凹陷处	头痛、头昏、项背腰腿痛、下肢瘫痪
至阴	本经井穴，位于足小趾末节外侧，距趾甲角0.1寸处	胎位不正、难产、头痛、眩晕等

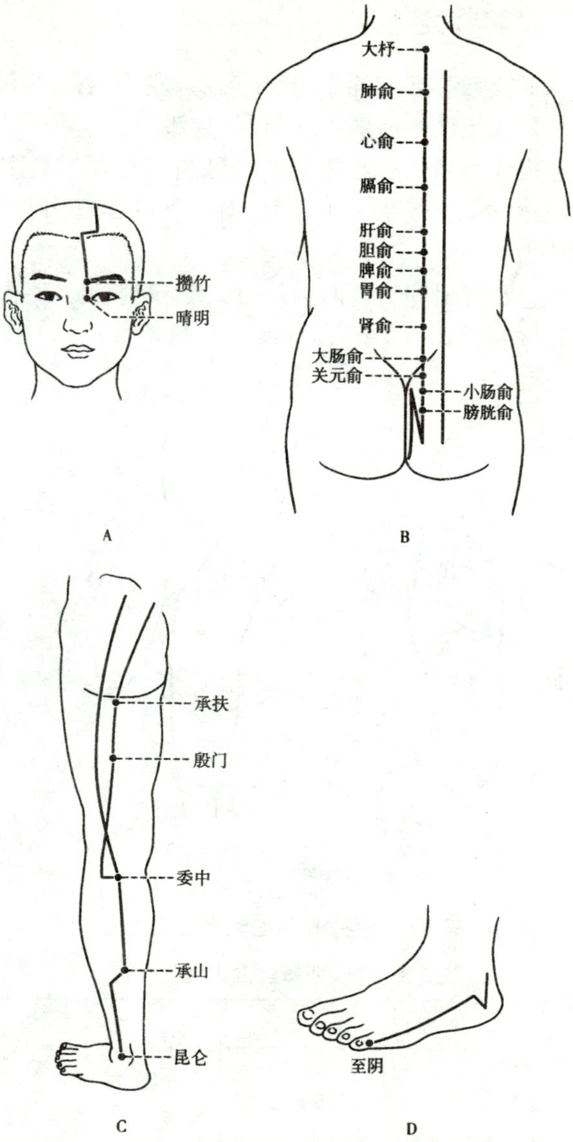

图 3-10　足太阳膀胱经激光常用穴位

八、足少阴肾经

1. 肾经的走行　起于涌泉，止于俞府，左、右各 27 个穴，分布于足心、内踝后、下肢内后侧缘、腹胸前侧部。

2. 肾经的主要功能　因为肾经与脏腑器官联系最多，所以沿经刺激可以疏通众多经络不平之气，对连络的器官内脏有很好的调节作用。

肾经气血最旺时间为酉时，17～19 点，这时治疗效果最佳。

3. 激光常用穴位　3 个穴位(表 3-8，图 3-11)。

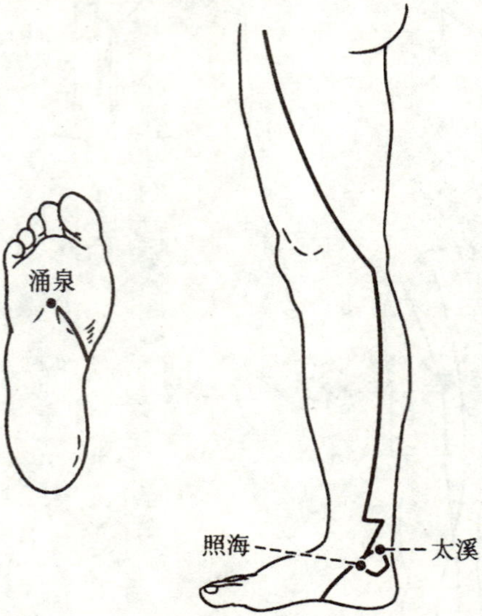

图 3-11　足少阴肾经激光常用穴位

表 3-8　足少阴肾经激光常用穴位

穴位	定位	主治
涌泉	是人身第二长寿穴，位于足底部，卷足时足前部凹陷处，第 2、3 趾趾缝纹头端与足跟中点连线的前 1/3 与后 2/3 交点处	高血压、糖尿病、心绞痛、过敏性鼻炎、口腔溃疡和白发，对呼吸系统疾病也很有效

（续表）

穴位	定位	主治
太溪	位于足内侧，内踝尖和跟腱之间的凹陷处。它主要是肾经的“原穴”，治疗时它具有“滋肾阴，补肾气，壮肾阳，理胞宫”的功能	生殖泌尿系统疾患，如肾炎、遗尿、阳痿、阴冷、月经不调和下肢瘫痪等，还能治咽炎和气喘病
照海	为八脉交会之一，通阴跻脉、足少阴肾经和阴跻脉的会穴。位于足内侧，内踝尖下方凹陷处	妇科疾患，如月经不调、痛经、阴痒、子宫脱垂和尿路感染等

九、手厥阴心包经

1. 心包经的走行　起于天池，止于中冲，左、右各9穴，分布于乳旁，上肢掌侧中间。中指末端。

2. 心包经的主要功能　主要是代心受过，替心受邪，主要心脏是“五脏之大主”，所以由心包来替心君受邪、受过，从心包经循行路线可以看出治疗时可以改善皮肤的感觉异常和心绞痛、冠心病。

心包经在晚上戌时气血最旺，就是晚19～21点，但最好是饭后半小时治疗最好，这时不会影响气血的运行。

3. 激光常用的穴位　2个穴(表3-9，图3-12)。

表3-9　手厥阴心包经激光常用穴位

穴位	定位	主治
内关	本经络穴，八脉交会穴之一，通阴维脉。位于前臂掌侧，腕横纹上2寸，掌长肌腱与桡侧腕屈肌腱之间	是在防病治病首推的穴位，内关穴有“宁心安神，理气止痛，和胃降逆”的作用，在心脏病和胃肠不适的均可用之，如对冠心病、高血压、胃肠疾患的可以用之，在打嗝时、恶心呕吐时均为有效的穴位
劳宫	本经荥穴，位于手掌心的第2、3掌骨之间偏于第3掌骨，握拳屈指时中指尖处	中风、昏迷、心痛等

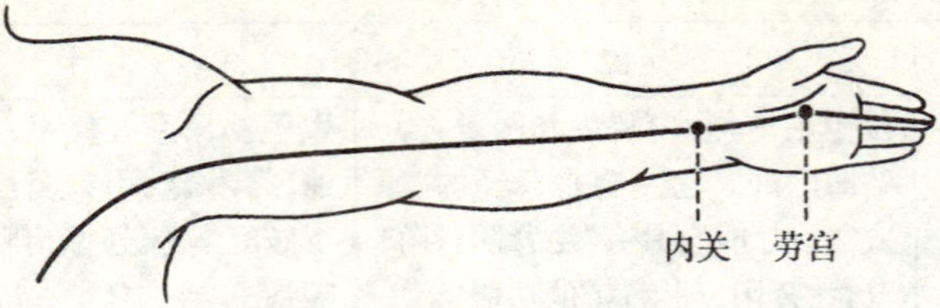

图 3-12 手厥阴心包经激光常用穴位

十、手少阳三焦经

1. 三焦经的走行　起于关冲，止于丝竹空，左、右各 23 穴，分布于环指尺侧、手背、上肢外侧面中间、肩颈部、耳郭前后缘头皮、眉梢。

2. 三焦经的主要功能　三焦经分布在人体体侧，为“少阳为枢”，因这条经绕耳朵转了大半圈，所以耳聋、耳鸣、耳痛、炎症均可选用此穴治疗，还可以改善全身血循环，增强免疫力，改善大脑功能，所以三焦经所治的病基本上是经络循行所过之地“经络所过，主治所及”。

手少阳三焦经气血最旺的时间是亥时，也就是晚上 21～23 点，这时治疗最好。

3. 激光常用的穴位　6 个穴位(表 3-10，图 3-13)。

表 3-10 手少阳三焦经激光常用穴位

穴位	定位	主治
中渚	为本经腧穴，位于手背环指掌指关节的后方，即第 4、第 5 掌骨间凹陷处	耳聋、耳鸣、咽喉痛、手臂痛
支沟	本经经穴。位于前臂背侧，腕背横纹上 3 寸，尺桡骨之间	便秘、落枕、肋骨痛
肩髎	在肩髃后方，当臂外展时，肩峰后下方凹陷处	肩关节周围炎、上肢瘫痪

（续表）

穴位	定位	主治
翳风	手少阳三焦经与足少阳胆经的会穴。位于耳垂后方的乳突与下颌角之间的凹陷处	善治内风、外风，如肝风内动(脑血管病)面神经麻痹、腮腺炎、耳鸣、耳聋等
耳门	位于面部耳屏上切迹的前方，下颌骨髁状突后缘，张口有凹陷处	耳聋、耳鸣、中耳炎等
丝竹空	在面部眉梢凹陷处	眼病、面瘫和偏头痛

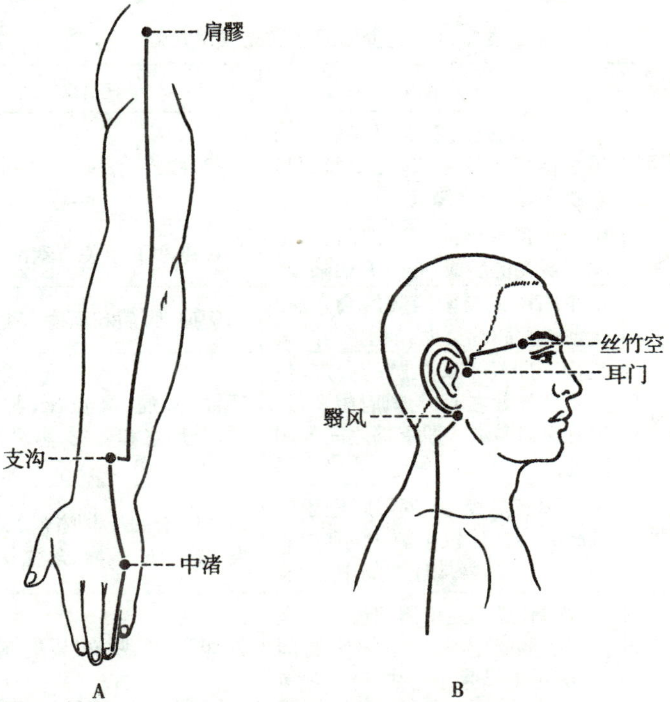

图 3-13　手少阳三焦经激光常用穴位

十一、足少阳胆经

1. 胆经的走行　起于瞳子髎，止于足窍阴，左、右各44穴，分布于目外眦、颞部、耳后、肩部、胁肋、下肢外侧、足第4趾外侧。

2. 胆经的主要功能 它是身体上循行路线最长的一条经络，故沿着经络循行刺激肯定能改善气血的运行，它可以从小腿到上身，再到颈部和头。

胆经气血在子时最旺，也就是晚上23点到凌晨1点，这时阴气最重，阳气刚开始生，但这时人正在睡觉，故治疗时间改在三焦经气最旺时治疗，也就是21～23点。

3. 激光常用的穴位 8个穴位(表3-11，图3-14)。

表3-11 足少阳胆经激光常用穴位

穴位	定位	主治
瞳子髎	手太阳小肠经、手少阳三焦经与足少阳胆经的会穴，位于面部目外眦旁，眶外侧缘处	头痛、眼疾、面瘫、三叉神经痛
听会	位于面部耳屏间切迹的前方，下颌骨髁突的后缘，张口有凹陷处	耳疾患和下颌关节紊乱
阳白	足少阳胆经与阳维脉的会穴，位于前额部瞳孔直上，眉上1寸	前额痛、眼病和面瘫
风池	是少阳胆经于阳维脉的会穴，位于项部枕骨之下，与风府相平，胸锁乳突肌与斜方肌上端之间的凹陷处	感冒、头痛、高血压、神经衰弱、眼疾患和鼻炎、鼻窦炎
肩井	手少阳三焦经、足少阳胆经于阳维脉的会穴。位于肩上，前直乳中，大椎与肩峰端连线的中点上	颈肩综合征(电脑病)、肩周炎、高血压、偏瘫、落枕等
日月	足太阳脾经和足少阳胆经的会穴位于上腹部乳头直下第7肋间隙，前正中线旁开4寸	黄疸、呃逆、胁痛、胃痛、腹胀
阳陵泉	本经合穴，八会穴中的筋会穴。位于小腿外侧，腓骨小头前下方凹陷处	膝关节肿痛和慢性胆囊炎(包括阳陵泉下1寸的胆囊穴)
悬钟	八会穴中的髓会穴。位于小腿外侧外踝尖上3寸，腓骨前缘	偏瘫、足麻木、头痛、颈椎病

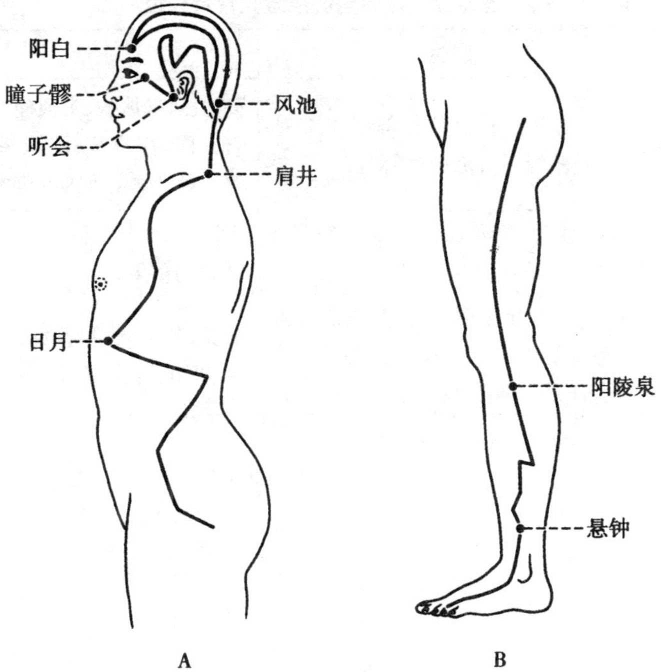

图 3-14　足少阳胆经激光常用穴位

十二、足厥阴肝经

1. 肝经的走行　起于大敦，止于期门，左、右各 14 穴，分布于足趾外侧、足跖内侧、下肢内侧前中线、腹部、下胸部的侧面。

2. 肝经的主要功能　肝经和肝、胆、胃、肺、膈、眼、头、咽喉均有联系，虽然穴位不多，但作用也不少。肝经有病，就会出现咽干、胸闷、腰痛、腹泻、呕吐、尿不出、腹痛等。

肝经气最旺的时间为丑时，也就是凌晨 1～3 点，这时身体阴气下降，阳气开始上升，治疗时间最好改在同名经手厥阴心包经的气血最旺时间，为晚上 19～21 点。

3. 激光常用穴位　3 个穴位(表 3-12，图 3-15)。

表 3-12　足厥阴肝经激光常用穴位

穴位	定位	主治
行间	本经荥穴。位于足背部第 1、2 趾间，趾蹼缘后方赤白肉际处	高血压、糖尿病、头顶痛、失眠、青光眼、夜盲症、泌尿系感染等。对肝硬化、脂肪肝均有效
太冲	本经腧穴，原穴。位于足背部第 1 跖骨间隙的后方凹陷处	失眠、高血压、痛经，也是各类肝病的重要穴位
期门	肝之募穴，足太阴脾经，足厥阴肝经与阴维脉的会穴。位于胸部乳头直下第 6 肋间隙前，前正中线旁开 4 寸	肝炎、肝硬化、胆囊炎、胆石症和肋间神经痛、腹水等

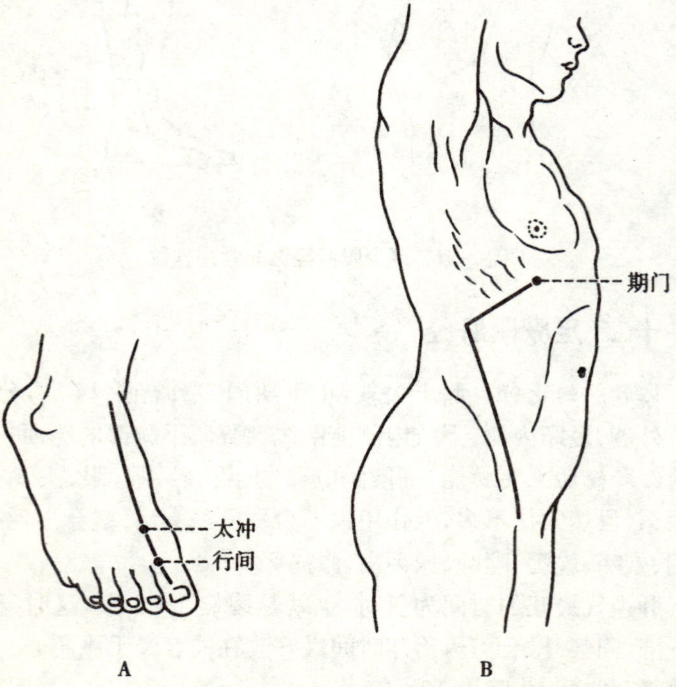

图 3-15　足厥阴肝经激光常用穴位

十三、任脉

属于奇经八脉，不属于十二正经，不同于十二经分布于全身，胳膊上就没有奇经的分布，其次，它与脏腑没有直接的络属关系。

1. 任脉的走行　起于会阴，止于承浆，共24穴，分布于会阴、腹、胸、颈、颌部前正中线。

2. 任脉的主要功能　任脉有妊养的作用。它循行路线和人体的生殖系统相对应，故主要是人体强壮的要穴，除生殖泌尿系统外，还和消化系统、呼吸系疾病有关。因为任脉位于前正中线，“腹为阴，背为阳”，任脉与诸阴经交会，故刺激任脉可以调节人体的阴经，为“阴脉之海”。任脉不正常时，可以出现小腹痛、小腹不利、遗尿，也会出现咽肿、痛、胃部痛、胀等症状。

3. 激光常用穴位　共9个穴(表3-13，图3-16)。

表3-13　任脉的激光常用穴位

穴位	定位	主治
会阴	任、督二脉和冲脉的会穴。位于会阴部，男性阴囊根部与肛门连线的中点，女性为大阴唇后联合与肛门连线的中点	尿道炎、前列腺炎、子宫脱垂、阴道炎等
中极	膀胱的募穴。为足少阴肾经、足太阴脾经、足厥阴肝经与任脉的会穴。位于下腹部，前正中线上，脐中下4寸	遗尿、尿频、尿急、功能性子宫出血、妇科疾患等
关元	足太阴脾经、足厥阴肝经、足少阴肾经与任脉的会穴。在下腹部前正中线上脐中下3寸。为第一性保健大穴	生殖泌尿系统疾患，包括妇女白带病、痛经，男科的阳痿、前列腺疾患等

（续表）

穴位	定位	主治
气海	肓之原穴，位于下腹部前正中线上，脐中下 1.5 寸，又名丹田。为“生气之海”，精力的源泉	性功能衰退，妇科的月经不调，崩漏，带下或是男性的阳痿，遗精，脱肛等
神阙（肚脐眼）	位于腹中部脐中央	消化道疾患和生殖系统疾患，由于此处腹部表皮角质层最薄，屏障功能最弱，药物和激光最易穿透扩散，而且有丰富的静脉网和腹下动脉分支，故常用之脐疗（药物和激光治疗）效果最好
下脘	足太阴脾经于任脉的会穴，位于上腹部正中线脐中上 2 寸	消化道疾患，如胃痛、呕吐、腹泻、消化不良等
中脘	胃之募穴，八会穴中的脏会穴，也是手太阳小肠经、手少阳三焦经、足阳明胃经与任脉的会穴。位于上腹部前正中线脐中上 4 寸	“一切脾胃之疾，无所不疗”。故对消化系统疾患效果较好，如胃十二指肠溃疡、急慢性胃炎、肠炎、消化不良等，除此以外，还可以减肥，因为它可以改善胃肠功能低下，加强胃肠蠕动
膻中	为心包之募穴，八会穴中的气会穴，足太阴脾经、足少阴肾经、手太阳小肠经、手少阳三焦经与任脉的会穴。位于胸部前正中线上，平第 4 肋间，两乳头连线中点	呼吸系统疾患，包括咳嗽、哮喘、胸痛等，也可以治疗循环系统、消化系统病症，如心绞痛、噎嗝等
廉泉	阴维脉与任脉的会穴。位于颈部前正中线上，喉结上方，舌骨上缘凹陷处	咽喉部疾患，如咽喉炎、声带小结、声带麻痹等

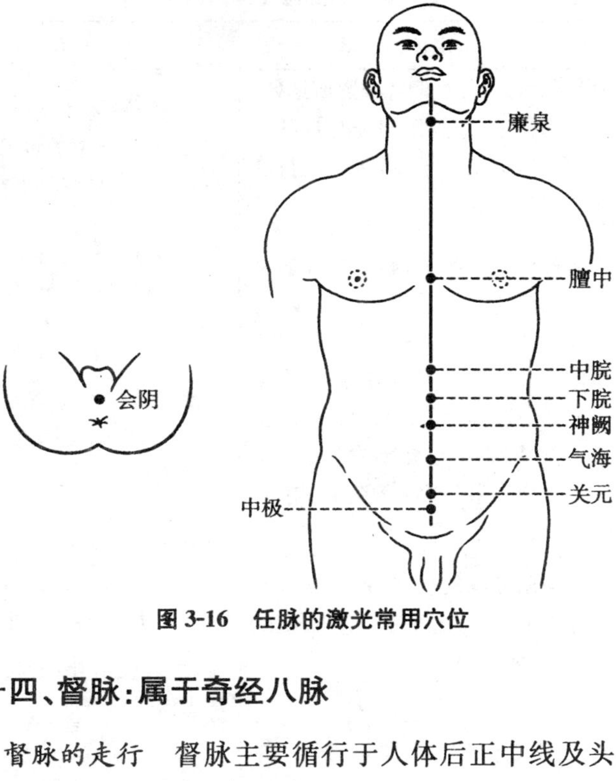

图 3-16　任脉的激光常用穴位

十四、督脉:属于奇经八脉

1. 督脉的走行　督脉主要循行于人体后正中线及头正中线上,起于长强,止于阴交,共 28 穴。

2. 督脉的主要功能　督脉在背部,背为阳,所以督脉主要是对全身阳经脉气有统率、督促的作用,故可以阳经气血,因与手足三阳经和阳维脉多次交会,所以对全身阳经气血也起调节作用,因督脉走行阳脊里,入络脑,又络肾,所以与脑、髓、肾关系密切。

所以如果督脉气血异常,则会发生头脑、五官、脊髓和四肢的疾患,如头痛、头昏、颈部发硬、眼花、腰背僵硬,甚至麻木、中风等。

3. 激光的常用穴位　6 个穴位(表 3-14,图 3-17)。

表 3-14　督脉激光常用穴位

穴位	定位	主治
长强	督脉的络穴，足少阴肾经之所结处，足少阴肾经、足少阳胆经与督脉的会穴。位于尾骨下端，尾骨端与肛门连线的中点处	生殖泌尿系统疾患，如遗精、阳痿，对消化道的腹泻、便秘、便血、脱肛、痔等均有疗效
命门	在腰部后正中线上，第 2 腰椎棘突下的凹陷处	腰脊强痛、遗尿、尿频、阳痿、盆腔炎、痔疮、脱肛、坐骨神经痛等
大椎	手阳明大肠经、手太阳小肠经、手少阳三焦经、足阳明胃经、足太阳膀胱经、足少阳胆经与督脉的会穴。位于后正中线第 7 颈椎棘突下凹陷处	发热、感冒、咳喘、颈椎病和脑部疾患，如脑炎后遗症、大脑发育不全
风府	督脉与阳维脉的会穴，位于项部后发际直上 1 寸，枕外隆凸直下，两侧斜方肌之间的凹陷中	感冒风寒引起的头痛和高血压引起的头痛、眩晕，颈椎病引起的颈部神经、肌肉疼痛等，也可以治疗中风、癫痫等神志病
百会	有“三阳五会”之称，即是三阳经与督脉、足厥阴肝经的交会穴，是人体阳气汇聚的地方，其功能是开窍醒脑，回阳固脱，升阳举陷。位于头部，当前发际正中直上 5 寸，前顶后 1.5 寸(大拇指插进耳洞中，两手的中指朝头顶伸直，两手中指指尖相触之处)	中风、记忆力下降、头痛、头晕、失眠、神经病、脱肛、子宫脱垂等
神庭	在前发际正中直上 0.5 寸(一横指)	头痛、眩晕、失眠、记忆力减退、精神分裂症、鼻出血、角结膜炎等

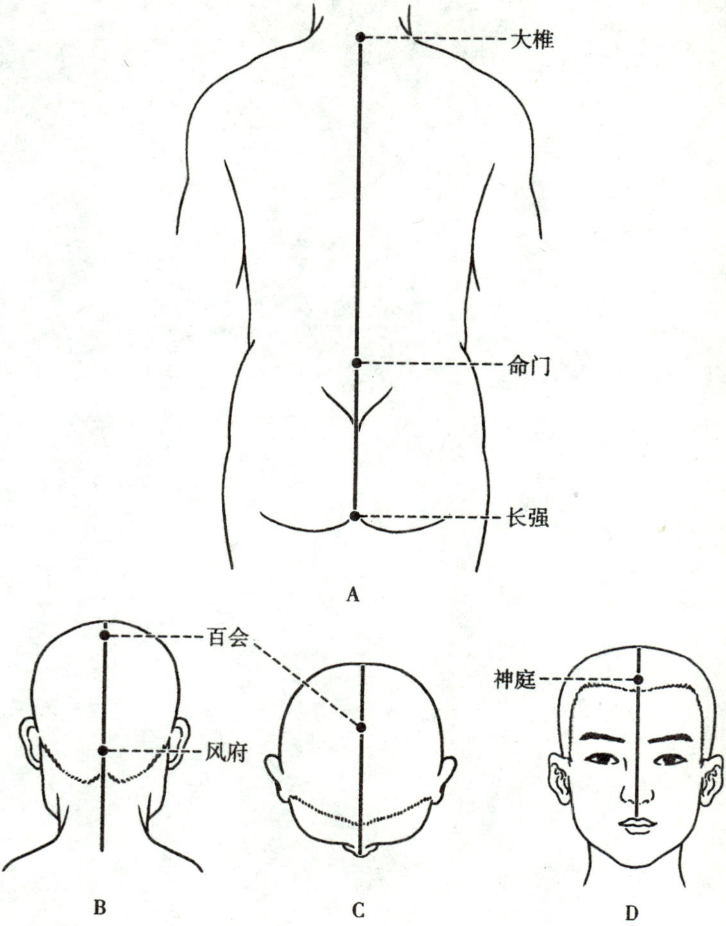

图3-17 督脉激光常用穴位

下篇　治疗篇

第4章 内 科

一、缺血性心脏病

最常见的冠心病，是指冠状动脉粥样硬化使血管狭窄或阻塞导致心肌缺氧缺血而引起的心脏疾病，它和冠状动脉功能性改变（痉挛）一起，统称冠状动脉性心脏病，主要是由高脂血症、高血压、糖尿病、吸烟等不良嗜好造成的。

弱激光的针灸和局部治疗，适用于无症状性心肌缺血、稳定性心绞痛。

1. He-Ne 激光或半导体激光局部和穴位照射治疗　激光波长 632.8～650nm，输出功率 20～30mW，扩散光束，光照直径 5cm，照射心前区，每次 10～15min，10～20 次为一疗程。

同时配合取穴内关、心俞、神门、膻中等，每穴 5min，疗效更佳。

Щастин 用 20～30mW 的 He-Ne 激光照射左胸前区，从 30s 开始，逐渐增加时间，10～20 次为一疗程，共治疗 66 例缺血性心脏病，其中 50 例兼用药物，66 例中 54 例主观症状改善，占 81.8%，一般病情轻者效果好，严重者无效。单独使用激光的 16 例患者，15 例好转。66 例中 12 例无效者均是狭窄性动脉粥样硬化的患者，其中 4 例在冠状动脉图上发现左、右冠状动脉明显损害。随访 48 例中，28 例 6 个月保持肯定效果，12 例 10～12 个月效果良好，只有 8 例经 3～6 个月以后心绞痛复发。

2. CO_2 激光聚焦照射　激光照射心前区，功率 15～20mW，以温热感为度，每日 1 次，每次 15min，10 次为一疗程。

3. 磁激光领区照射　PagyMoB 等人报道用波长 0.85nm 的磁激光照射领区、心尖、胸骨中 1/3、左肩胛下区共四区，前 3 次每次用 1min；4～6 次，每区 2min；7～10 次，每区 3min。观察表明，这种疗法能增强硝酸盐的抗心肌缺血和抗心绞痛的作用，能预防和消除对硝酸盐的耐药性，这对长期服药者尤为重要。

4. He-Ne 激光照射　激光照射心前区和左前臂内关穴，激光输出功率 3mW，每次每部位照射 10min。于照射前后即刻行常规的导联心电图，结果证明 He-Ne 激光对心肌细胞有良好刺激，可影响心肌生物电活动，并可使微血管扩张，改善心肌微循环，增加血液供应，从而增强心肌收缩力和左室功能。据沈行良报道，其有效率可达 86.1%。

二、高血压病

血压就是血液在血管中流动时血液加于血管壁的侧压力。动脉内的压力称为动脉压，静脉内的压力称为静脉压，毛细血管内的压力称为毛细血管压。血压是维持人体各脏器正常灌注所必需的，通常我们所说的血压是指动脉压，心脏收缩时大动脉内产生的压力称为收缩压（高压），心脏舒张时，动脉借助大动脉弹性回缩产生的压力继续推动血液向前流动，称之为舒张压（低压）。收缩压和舒张压之间的压差称为脉压差。

正常人血压有个范围，有些人偏高，有些人偏低，血压水平也随年龄、性别、种族和其他因素有所改变，所以“正常血压”与高血压的划分都是人为的。

我国高血压的诊断标准是：正常成年人血压收缩压18.7kPa≤（140mmHg），舒张压≤12.0kPa（90mmHg）。在正常生理情况下，如休息和运动，安静和激动，空腹和饱餐，早晨和晚上，血压均有一定波动。

中国人 20 岁以上人群高血压的患病率为 9.1%，估计全国有高血压患者9 000万人，比1960年上升50%～100%。

病因明确的高血压，称为继发性高血压，这种高血压占全部高血压人群的5%～10%，经治疗原发病则可以使部分患者得以根治。而找不到病因的高血压则称为原发性高血压，这类高血压占高血压人群的90%以上。

收缩期血压可随年龄增长，但舒张压一般在50～60岁以后即不再变动。收缩压或舒张压增得愈高，则心血管疾病的发病率和病死率就愈高，而且是充血性心力衰竭的主要原因，也是冠状动脉粥样硬化病、脑血管病、肾血管病的主要风险因子。在美国，超过一半的心脏意外及2/3卒中患者均有高血压史。

1. 临床分期　成人血压超过18.7/12.0kPa(140/90mmHg)即为血压升高。世界卫生组织建议：成人高血压为收缩压≥21.3kPa(160mmHg)和(或)舒张压≥12.7kPa(95mmHg)。在临床上，有人认为舒张压升高更有诊断意义。舒张压12.7～13.9kPa(95～104mmHg)、14.0～15.2kPa(105～114mmHg)及15.5kPa以上(115mmHg以上)者分别为轻、中、重度高血压。

高血压可以分为1、2、3期。

1期：没有脏器损伤的客观证据。

2期：具有以下脏器损伤中任何一项——体检、X线、心电图或超声心动图示左室肥大或扩大；视网膜动脉弥漫性或局部性变窄；尿蛋白和(或)血肌酐浓度轻度升高。

3期：有高血压所致脏器损伤的症状、体征或功能障碍，如左心衰竭、脑出血、高血压脑病、肾功能衰竭、视网膜出血、渗出或视盘水肿。3期高血压患者尚有心绞痛、心肌梗死、颅内动脉血栓形成、夹层动脉瘤、动脉阻塞性疾患，但不列为诊断高血压的依据。

2. 病因　原发性高血压病因不明，但和以下7种机制有关。

(1)遗传：是多基因遗传，患者家族中有高血压患者的比例高达50%。

(2)膳食影响:过多摄取膳食中的 Na^+、K^+、Ca^{2+} 和 Mg^{2+} 及其比例失调。

(3)精神-神经作用:如司机、会计、高空作业、电报员,其注意力高度集中,精神紧张,引起神经失调,小动脉痉挛。

(4)肾源学说:肾素-血管紧张素-醛固酮(RAA)系统引起肾缺血而造成血钠减少、血钾增高,而引起的肾素分泌增多而引起高血压。

(5)胰岛素抵抗:细胞膜上的胰蛋白受体蛋白和胰岛素结合不好。

(6)肥胖。

(7)其他原因:如饮酒、吸烟、喝咖啡等。

3. 预防与激光治疗　预防:主要是低钠低脂饮食、控制体重、劳逸结合、避免精神因素,适当参加体育锻炼。

(1)He-Ne 激光局部照射:照射颈交感神经节或颈动脉窦皮肤投影区处,输出功率 6~20mW,两侧皮肤投影区各照射 5min,每日 1 次,10 次为一疗程。(颈交感神经相应部位为胸锁乳头肌前缘与环状软骨水平交界处;颈动脉窦的相应部位为胸锁乳头肌前缘与甲状软骨上缘水平交界处的血管搏动处)。

云南省地矿局疗养院报道治疗 60 例高血压患者,其中显效 27 例,有效 25 例,无效 8 例,坚持 2 个疗程,下降的血压可以保持稳定。

(2)He-Ne 激光穴位照射治疗:也有用 He-Cd 激光、CO_2 激光、Nd:YAG 激光、砷化镓激光照射穴位,每穴位 5min,功率为 6~15mW,每次取穴 2~4 个,常用穴位为人迎、涌泉、大椎、曲池、足三里、内关、神门、太冲穴等,每日 1 次,10 次一疗程。

(3)He-Ne 或半导体激光耳穴照射治疗:常用穴位为降压沟、高血压点、心区、交感、神门等,治疗方法同穴位照射。

Utemuratova 报道用 He-Ne 激光治疗 118 例高血压患者,其中 108 例血压恢复正常,112 例患者治疗后,头痛、心前区痛减少,睡眠好。

成都军区昆明总医院李念珊等人进行动物实验报告，共照射24只狗，其显效穴集中在头面部和颈部，He-Ne激光照射4～5min后，即起到降压作用，如照射人迎穴，则血压下降可达20mmHg，持续时间可以长达2h左右。

雷英报道用半导体激光、He-Ne激光、CO_2激光、Nd:YAG激光、He-Cd激光照射穴位，常取穴位有人迎、曲池、内关、太冲、足三里、大椎、神门、耳穴降压沟、颈交感神经节。一般只取1～4个穴位，再结合临床症状配合相关穴位，如胸闷、心悸者可配合膻中、心俞等，采用激光功率1～8mW，光斑直径3mm，每穴照射5～10min，每日1次，10～15次为一疗程，中间休息7d，其总有效率70%～90%。用He-Ne激光1mW时，其有效率为39%，2mW有效率为69%，8mW以下时为91%，而用He-Cd激光，功率为10～16mW，有效率可达90%。

血压明显高者，每次照射后下降也明显，然后又回升，但以后仍会下降，血压偏高者则逐渐下降，其反复少，降压最快，照射即出现，稳定血压一般出现在2～10d，停照以后仍能持续降压2周～1个月，最长达3～5个月，对合并有冠心病、高脂血症也均有明显改善，心电图改善的有效率达62%，高血脂降脂有效率可达75%。

高血压Ⅰ、Ⅱ期疗效比Ⅲ期要好，金淑兰报道对Ⅱ期高血压，激光的疗效明显高于药物治疗，但对Ⅰ和Ⅲ期高血压则无明显差异。福建省人民医院报道，激光穴位照射疗效虽不如降压药物＋双氢克尿塞，但比单纯用降压药物要好。

激光疗效：金淑兰认为和年龄关系不大，无一定规律，少数病人照射后，可能出现头晕、口渴、耳鸣、视力模糊、颈痛、趾发麻，这也许与血压降得过快有关，可继续照射，则症状减轻或消失。

三、呼吸道感染

呼吸道感染是临床常见病，目前临床大量防治呼吸道感染的药物有一定效果，但有一定副作用，而且对免疫功能影响甚少，特别是对抗生素过敏、感染耐药菌株产生，双重感染、呼吸衰竭、氧疗效果不佳者，疗效较差。

1999 年威海市中医院任心荣等人报道用 8～10mW 的 He-Ne 激光穴位照射，照射时间控制在 15～20min，每日 1 次，10 次为一疗程，共 2 个疗程，在针刺得气后，将激光光纤输出端与皮肤的激光针相连接进行治疗，取穴大椎、合谷、风门、列缺、足三里，共治疗 60 例，而对照组采用西药常规治疗加穴位艾灸 60 例。

治疗结果：治疗组总有效率 93.3%，而对照组总有效率为 71.7%，经 X^2 检验，$P<0.01$ 有显著性差异。

两组治疗前后进行肺功能测定，激光组的各项肺功能检测均明显高于治疗前，高于对照组，均有显著性意义（$P<0.05$）。

两组治疗前后，测量免疫球蛋白，也均有显著性差别（$P<0.05$ 或 $P<0.01$）IgA 明显升高，IgG 明显降低，IgM 轻度升高，但无统计学意义。

两组治疗前后 T 细胞亚群，也均有显著性改变（$P<0.05$ 或 $P<0.01$）CD3 及 CD4 均显著升高，提示激光治疗改善细胞免疫功能优于对照组。

祖国医学认为：呼吸道感染是由于人体正气不足、卫外不固、外邪内侵、正邪交争、邪盛乘虚而入侵机体后产生的结果。

激光治疗以清热化痰、宣肺降气为本，佐以理脾和胃，扶正培元。故取穴大椎、风门、肺俞、列缺以疏风散寒、宣肺化痰；选足三里，运中焦脾胃之气，使气行津布，痰湿自化，佐以合谷以加强宣肺解表之功，使肺气通调、清肃有权，邪无所依，其病自除。

四、支气管哮喘

支气管哮喘是机体对抗原性和非抗原性刺激引起的气管-支气管反应性过度增高的疾病，确切病因不清，近年来研究认为与病人交感神经 β 受体的功能低下有关。

1. He-Ne或半导体激光穴位照射治疗 激光波长632.8～650nm，输出功率5～6mW，取穴天突、大椎、肺俞、定喘、郄门等，每次2穴，每日1次，每穴5min，15次为一疗程。

广州中山医院共治疗36例患者，总有效率可达86.11%，近期控制8人，明显好转8人，好转15人，无效5人。

Bopohиha报道用25mW He-Ne激光照射不同穴位，每穴40～60s，一个疗程10～20次，共治疗21例患者，治疗后呼吸功能明显改善，肺活量增加30%，吸气储量恢复正常，补吸量增加57%～60%，补吸量变化不大(增加5%～10%)。

2. CO_2激光散焦胸廓照射治疗 输出功率为10～20W，照射剂量从局部温热舒适为宜，前后胸廓交替照射，每日1次，每次10～15min，10次为一疗程。

五、支气管炎

支气管炎是由感染、物理化学刺激或过敏引起的支气管黏膜急、慢性炎症。

1. He-Ne或半导体激光穴位照射治疗 波长632.8～650nm，输出功率5～15mW。常用穴位：定喘、风门、肺俞、合谷，发热加曲池、大椎；咳嗽剧烈加尺泽、列缺、膻中，痰多加丰隆。每次4～6穴，每穴照射5min。如为急性支气管炎，可以每日照射2次，症状改善后可改为每日1次至症状消失。慢性支气管炎则每日1次，10次为一疗程。

任心荣报道用8～10mW的He-Ne激光穴位照射加常规西药治疗60例呼吸道感染患者，取穴大椎、风门、肺俞、列缺、合谷、足三里。总有效率为93.3%，而对照组艾灸穴位加西药常规治疗，其总有效率为71.7%。激光组明显优于对照组($P<0.01$)；两组进行肺功能检查均比治疗前有明显改进($P<0.05$或$P<0.01$)[注：肺功能检查项目为用力呼气量(FEV)，第1秒肺活量(FEV_1)，用力吸气25%肺活量时间瞬间流速(V_{25})，用力呼气

50%肺活量时间瞬间流速(V_{50})]。激光组和对照组比较，有显著性意义($P<0.05$)，进行免疫功能检查，CD3 及 CD4 均比对照组明显升高，而在体液免疫功能 IgA 明显升高，IgG 明显降低，IgM 改变不明显，也比对照组有显著改变($P<0.05$)。

2. CO_2 激光散焦照射　治疗方法同支气管哮喘。

六、慢性胃炎

慢性胃炎是由种种原因引起的胃黏膜炎症病变，研究表明幽门螺杆菌感染是引起慢性胃炎的主要因素，另外，自身免疫、酗酒、药物、毒素以及胆汁反流等均可引起慢性胃炎。据胃黏膜病理变化分为浅表性、萎缩性、糜烂性胃炎。

1. He-Ne 激光穴位照射治疗　常取穴为中脘、内关、足三里，输出功率 10～20mW，光斑直径 1mm，每穴 5min，每次 2～3 穴，每日 1 次，10 次为一疗程。

2. 局部敏感压痛点 He-Ne 或半导体激光照射治疗　这些压痛点分布在 6、7、8、9 胸椎旁开 1.5 寸处，一般有 1～4 个压痛点，照射方法同上。

七、胃下垂

胃下垂是内脏下垂的一部分，当患者站立时，胃的下缘达盆腔，胃小弯弧线最低点降到髂嵴连线以下称为胃下垂，其病因主要和膈肌悬吊力不足、膈胃、肝胃韧带松弛、腹内压下降及腹肌松弛因素有关，常见于瘦长体型女性、经产妇、多次腹部手术有切口疝及临床少动者。

He-Ne 或半导体激光穴位照射治疗　取穴中脘、气海、关元、足三里。配穴：内关、三阴交、梁门、太白。激光波长 632.8～650nm，功率 25mW，每穴照射 3～5mW，取穴 3～4 个为一组，每日 1 次，7 次为一疗程，共照射 4 个疗程。

也可取提胃(中脘穴旁开 4 寸)、胃上(下脘旁开 4 寸)、胃底

(胃小弯下2寸，腹部正中线旁开2寸)、胃穴(剑突下2寸，腹部正中线左侧旁开1寸)、反应点(上反应点接近幽门穴，下反应点接近左盲俞穴)等穴。

治疗中应配合加强腹肌的训练。

八、慢性腹泻

慢性腹泻是指排便次数增多，每天超过3次，粪质稀薄(含水量>85%)，容量或总量增多(>200g/d)，且病程在4周以上者，按其发病机制可分为渗出性、分泌性、渗透性、吸收不良性和胃肠动力性腹泻。

He-Ne或半导体激光穴位照射治疗 以胃源性腹泻、肠道炎症、慢性细菌性痢疾以及过敏性结肠炎和慢性非特异性溃疡性结肠炎的治疗效果较好。取穴：神阙、天枢、足三里、阴陵泉等，激光波长632.8～650nm，输出功率10～15mW，光斑直径1mm，每日1次，每次取穴2～3穴，每穴10min，7～10d为一疗程。

溃疡性结肠炎可以通过结肠镜照射，每点10min。

上海黄埔中心医院治疗75例，其中显效41例，有效31例，无效3例。激光输出功率16mW，通过光导纤维后剩下6mW，把激光引入内腔先插到所需要深度后，逐步后退，分段照射，一般分为三段，每段照光10min，共用30min，每周2～4次，8次为一疗程。

九、病毒性肝炎

肝炎是由嗜肝病毒引起的以肝类为主的全身性传染病，根据病因不同可分为甲、乙、丙、丁、戊型等。其中，甲、戊型主要经消化道传播，乙、丙、丁型以接种传播方式为主。

He-Ne或半导体激光穴位照射治疗 激光波长632.8～650nm，输出功率10～30mW，每日1次，每穴3～5min，10次为一疗程。常取穴肝俞、胆俞、脾俞、阳陵泉、痞根等穴位。

西安医学院第一附属医院也用激光治疗一些慢性肝炎、迁延性肝炎，其有效率可达82.14%。其治疗穴位分为二组：一组，至阴、足三里；二组，胆俞、太冲。肝区痛者，加照期门或阳陵泉穴；谷-丙氨酸转移酶高者，加大椎、肝俞、脾俞、阳陵泉穴，每日2次；肝大者加肝俞；脾大者加脾俞穴。

解放军260医院用8mWHe-Ne激光照射治疗，取穴足三里、肝俞、太冲、期门等穴位，每日选2～3个穴位隔天交替使用，每穴3～5min，每日1次，20d为一疗程，其治疗36例，另外，32例用中西药物结合治疗，中药由黄芪、当归、柴胡、白芍、茯苓、丹参、郁金、鸡内金、甘草为主配合酵母、维生素C等治疗，结果证明激光治疗组明显优于药物组。激光组治愈率为86.1%(31/36)，药物组75%(24/32)。

潘志峰等人报道用He-Ne激光穴位照射时，取穴肝俞、胆俞、关元等穴位。激光输出功率为6mW，直径6mm，每穴5min，每日1次，10次为一疗程。共治疗66例慢性乙型病毒性肝炎患者，以常规保肝治疗为对照。

结果治疗组66例患者总有效率为95.4%。对照组34例患者，总有效率为69.4%。两者经统计学处理有显著性差异，$P<0.05$。

十、肝硬化

肝硬化是一种常见的慢性肝脏疾患，可由多种病因引起，主要是肝组织纤维组织增生、肝质地变硬，故称为肝硬化。

其主要病因是病毒性肝炎(乙型和丙型)引起，上海报道，追踪424例急慢性肝炎发展成肝硬化患者占2.5%～13.2%，其次是慢性酒精中毒、血吸虫病、胆汁性肝硬化等。

临床表现为食欲缺乏、恶心、呕吐、体重下降、疲倦乏力、上腹部肝区疼痛、腹泻、腹胀等。检查：皮肤有蜘蛛痣、肝掌、肝脏增大、中等硬化、压痛；门静脉高压时，可出现腹壁静脉曲张，晚期可出现腹水。血清转氨酶常为正常，钡餐X线片可显示有食管静脉曲张。B超和CT检查均有助于诊断。

深圳市中医院周静报道用半导体激光照射穴位和肝区局部照射，共52例。常取穴天鼎、肝俞、中脘、膻中、足三里、三阴交等，每次照射1h，每日1次，7d为一疗程，间隔7d可重复第二疗程。

而对照组50例，则选用常规保肝治疗。

治疗结果：消化道症状总有效率为94.2%，而对照组为80%，经X^2检验有显著性差异，($P<0.05$)。

治疗后15d，ALT、AST下降总有效率为96.2%，而对照组为82%，两组比较有显著性差异($P<0.05$)。治疗后30d，则为98%，而对照组为94%，两组相比较无显著差异。

在选穴方面：纳差、恶心重者宜选足三里、中脘；大便不调者宜选足三里、关元；失眠者宜选三阴交、天鼎等。

十一、慢性胆囊炎

慢性胆囊炎常为急性胆囊炎的后遗症或由于胆固醇代谢紊乱而引起胆囊病变，可以轻度增厚到整个纤维性萎缩。

He-Ne或半导体激光穴位照射治疗 取穴阳陵泉、期门、日月、中脘、胆囊穴、足三里、肝俞、胆俞、内关加压痛点照射及胆囊区局部照射。激光波长632.8～650nm，功率20～25mW，每穴5～10min，选2～3穴为一组，每日1次，7d为一疗程。

十二、慢性胰腺炎

慢性胰腺炎是各种病因引起胰腺实质和胰腺管的慢性进行性炎症，使胰腺破坏和纤维化，病变可以在病因去除后仍继续进行，与自身免疫反应有关。慢性胰腺炎治疗以病因治疗为主，配合激光针灸对症治疗。

He-Ne或半导体激光穴位照射治疗 取穴足三里、中脘、期

门、阳陵泉、胰腺体表投影部位和局部压痛点处，每次取 2～3 个穴位及体表投影处照射，波长 632.8～650nm，输出功率 10～15mW，光斑 1mm，每日 1 次，每穴 10min，10 次为一疗程。

十三、慢性肾脏疾病

慢性肾脏疾病包括慢性肾小球疾病、肾病综合征及肾功能不全，是肾内科的常见病。激光穴位照射治疗慢性肾脏疾病取得一定效果。

半导体激光穴位照射治疗 激光波长 650nm，输出功率为 5～10mW，脉冲频率 1～1.5Hz，每次照射 25min，每日 1 次，连续 7d 为一疗程。取穴关元、水道（右）、肾俞（左右）、膀胱俞（右）、足三里（右）、三阴交（右）、阴陵泉（右）、涌泉（右）。

王莉等人报道用 650nm 的半导体激光治疗慢性肾小球疾病 44 例，肾病综合征 24 例及肾功能不全 28 例，共 96 例，其中激光照射组 48 例，对照组 48 例。

激光组使用 650nm 的半导体激光，共 8 路输出，每路输出功率 5～10mW，脉冲频率 1～1.5Hz，选取穴位 9 个，包括关元、水道（右）、肾俞（左右）、膀胱俞（右）、足三里（右）、三阴交（右）、阴陵泉、涌泉（右为公共穴），穴位上贴一次黄芪、丹参等药物的药贴，每次 25min，每日 1 次，连续 7 次，间歇 1 次，21 次为一疗程。而对照组仅用和激光同样的药物治疗。治疗结果见表 4-1。

表 4-1 慢性肾病激光治疗结果

组 别	例数	基本缓解例数	部分缓解例数	无缓解例数	总缓解率（%）
治疗组	48	30	16	2	94.0
对照组	48	18	11	19	63.3

Mortellaro 实验证明足三里为免疫调节穴，治疗中足三里、关

元、肾俞采用强刺激，对难治的肾病取得好的效果。

十四、白细胞减少症

当周围白细胞总数持续低于 4 000/mm^2（4×10^9/L）时，则称为白细胞减少症，主要是中性粒细胞减少。粒细胞绝对计数持续低于 2000/mm^2，称为粒细胞减少症。

1. *He-Ne 或半导体激光穴位照射治疗* 调整白细胞用血海、三阴交、章门、肾俞、脾俞、足三里、膈俞、悬钟；全身无力取穴命门、气海、膏肓；食欲缺乏用地机、足三里穴；恶心取穴内关。激光波长为 632.8～650nm，输出功率 3～4mW，每穴照射 5min，每日 1 次，10 次为一疗程。

山东泰州地区医院治疗 30 例白细胞在 2 000～3 500/mm^2 的患者，其中 20 例单独用激光治疗，10 例配合鲨肝醇、复方维生素 B_4、黄芪建中汤等。其中白细胞完全恢复正常 4 例，好转 24 例，无效 2 例，有效率可达 93.3%。

2. *He-Ne 或半导体激光磁穴位治疗* 其方法是用 3mW He-Ne 激光或半导体激光通过 3 000Gs 的磁场，产生赛曼效应，即一束激光通过磁场后形成两束反螺旋状的激光，类似于 DNA 的螺旋结构，将一束激光照射到机体上，而达到治疗效果。

301 医院、医科院肿瘤研究所、北京朝阳医院共同观察患者有效率可达 83%左右。

吉林大学中日联谊医院卢振霞等人报道，用 810nm 的半导体激光治疗仪，输出功率 0～0.5W，对 102 例恶性肿瘤化疗后白细胞减少患者进行穴位照射治疗，与同期的单纯口服升白药的恶性肿瘤化疗后白细胞减少病人进行疗效对比分析。实验组 102 例，对照组 60 例，肿瘤化疗后白细胞均$\leqslant 3.5\times10^9$/L。治疗后 7d，激光组显效 50 例（49%），有效 32 例（31.4%），总有效率为 80.4%，而对照组则分别为 6 例（10%），30 例（50%），总有效率为 60%，两组经统计学处理有显著性差异。

激光照射穴位为足三里、血海、关元、肝俞、肾俞、脾俞等穴位，每穴位照射 5min，每日 1 次，7d 为一疗程。

十五、高脂血症

当血浆脂质浓度超过正常高限时，称为高脂血症。临床上分原发性和继发性，后者常见于未控制的糖尿病、黏液水肿或甲状腺功能减退症、动脉粥样硬化、肾病综合征、胆汁淤滞性肝胆病、胆汁性肝硬化、脂肪肝、胰腺炎、痛风等疾患。

He-Ne 或半导体激光穴位照射治疗 用激光直接照射内关穴，两侧交替照射，每日 1 次，每次 15min，10～12 次为一疗程。激光照射功率为 2～3mW，波长 632.8～650nm，如配合激光鼻腔内照射，则效果更佳。

中国中医研究院用 He-Ne 激光照射内关穴，证明可以降低胆固醇，其有效率可达到 70%，并可改善冠心病、心绞痛。

河北人民医院乔淑章等人报道用 810nm 半导体激光进行穴位照射，输出功率 0～500mW，连续可调。照射穴位为肝俞、期门、脾俞、足三里(左右交替进行治疗)，每穴 9min，每日 1 次，20d 为一疗程，休息 10d 再进行第二疗程。

治疗 60 例患者，其中治愈 15 例，好转 42 例，无效 3 例，总有效率为 95%。

高脂血症多因痰浊、痰湿、瘀血，故健脾化湿，采用脾俞和对调整脾胃功能有重要作用的要穴足三里。肝主调畅气机，维持气血运行，所以行气活血化淤采用俞募配穴，即肝经俞穴肝俞、募穴期门，刺激肝俞、期门能够调节肝脏功能。

另外，乔淑章在另一篇文章中用激光针灸与口服立普妥(主要抑制 HMGCOA 还原酶和胆固醇在肝脏的合成而降低血浆胆固醇和脂蛋白水平，另外增加肝细胞对 LDL-C 的摄取和分解代谢，以减少 LDL-C 的生成和颗粒数，是降脂效果好、不良反应小仍有便秘、腹胀、消化不良、腹痛、肌痛、转氨酶升高)。激光和服用立普妥均可以使 TC、TG、LDL-C、VLDL 均明显下降，HDL-C 均明显上升，但药物组，谷丙转氨酶(ALT)有上升的趋势，而激光组则没有。

济南千佛山医院侯悦春报道，用半导体激光照射足三里、丰隆、脾俞、胃俞和中脘穴，每穴 5min，每周 2 次。共治疗 75 例患者，激光组 40 例，针刺组治疗 35 例。治疗 6～12 周，针刺组 TGaPoB(载脂蛋白 B)下降、HDL 上升，而激光组 aPoB 下降($P<0.05$)。12 周时，两组 TGchol、LDL、aPoB 均明显下降，HDL 及 HDL-C 均明显上升，接近正常值。说明激光治疗和针刺治疗同样有效。

十六、甲状腺功能亢进症

突眼性甲状腺功能亢进症是指甲状腺功能增高，分泌激素增多或甲状腺激素在血循环中水平增高所致的一组内分泌疾病，病因多种，病理呈弥漫性、结节性或混合性甲状腺肿和甲状腺炎等。甲状腺激素直接或间接引起病理生理与病理解剖病变，临床常见高代谢症候群、神经、心血管系等功能失常，甲状腺肿大等特征；弥漫性者大多伴有不同程度的突眼症。

He-Ne 或半导体激光穴位照射治疗：主穴是扶突穴，可以明显降低基础代谢率，T3 和 T4 及^{131}碘吸收率。如突眼则配合照射耳门、睛明穴。使用激光波长 632.8～650nm，功率密度为 250mW/cm^2，每日 1 次，主穴照射 5～7min，配穴 3～5min，10 次为一疗程，两侧穴位交替使用。哈尔滨第一医院治疗 16 例患者，其中治愈 8 例，基本治愈 6 例，好转 2 例，均有很好的疗效。

十七、偏头痛

偏头痛是一种常见病，其发病率为 5%左右，女性多于男性，偏头痛的发病机制不十分清楚，有神经源说、血管源说。它是一种头颅部血管舒缩功能不稳定加上某些体液物质暂时性改变所引起的头痛。其先兆期先发生颅内动脉收缩,局部血流灌注量减少,Olesen已证明偏头痛患者发作时局部脑血流量下降25%～30%,先在枕部皮质出现“少血”,但不跨越中央沟及外侧裂经岛叶扩展到额叶;低灌注可持续4～6h,他们认为这是神经功能紊乱所致。继后发生颅外血管扩张而出现头痛。在发作过程中,血小板聚集性升高并释放5-羟色胺(5-HT),随后血小板凝集和5-HT降低,因而血管扩张而引起头痛。偏头痛患者的IgG、IgA、C3和免疫复合物C1C均显著增高,它可以促进血小板凝集和释放5-HT之故。

偏头痛发作具有各种不同表现,如偏瘫型、基底动脉型、眼肌瘫痪型、复杂型等,头痛发作时,伴有恶心、呕吐、怕光、脸色苍白,头痛持续4～6h,这些患者60%具有家族史,在精神紧张、过劳、气候变化、强光刺激、用血管扩张药、喝酒均可以诱发,休息和睡眠均可以使疼痛减轻或消失。

He-Ne或半导体激光穴位照射治疗 输出波长为632.8～650nm,输出功率5～30mW,每穴照射3～20min,每日1次,6～10次为一疗程,常取穴太阳、印堂、攒竹、百会、风池、外关、率谷。有人报道用一个穴位,即全息头穴(第二掌骨拇指侧头穴)即达到治疗效果。

杨国晶等人报道,用30mW He-Ne激光照射全息头穴,20min,每日1次,6次为一疗程,共治疗35例偏头痛患者。同时以30例电针刺治疗作为对照组,治疗结果,激光组痊愈21例(60%),显效11例(31.43%),好转3例(8.57%),无效0,总有效率为91.43%。而对照组痊愈10例(33.33%),显效12例(40%),好转7例(23.33%),无效1例(3.33%),总有效率为73.33%。统计学分析,$P<0.01$,具有显著性效果。

陈新沂报道,用25mW He-Ne激光照射风池和印堂穴,随症配穴,输出功率8mW,光斑直径5mm,功率密度20mW/cm^2。治疗48例患者,显效17例,有效29例,无效2例。

中医认为这种偏头痛是由于风邪袭络、肝阳上亢、淤血阻络或气血亏损所致，发作时亦名“头风”。

十八、三叉神经痛

三叉神经痛是指三叉神经支配区内短暂的、反复发作的剧痛，其原因不明可能与三叉神经变性、三叉神经受到机械压迫、颅内肿瘤、炎症、血管畸形病变直接刺激所造成。

1. He-Ne 或半导体激光穴位照射治疗　波长 632.8～650nm，输出功率 10～20mW，取穴太阳、阳白、下关、颊车、地仓，每日 1 次，每穴 5min，7～10 次为一疗程，加照痛点，如照射 10 次无改善则无效。

马瑞娟等人报道，用 He-Ne 激光治疗眶上神经痛（三叉神经痛第一支），照射眶上神经孔和太阳穴，每次 10min，每日 1 次，10 次为一疗程。照射 1 次，疼痛减轻 31 例；照射 5 次，增加到 58 例；照射 10 次，则达到 69 例，总有效率为 100%。

柴萍等人报道，用半导体激光穴位照射治疗三叉神经痛 14 例，疼痛穴位选择四白、迎香、下关、颊车等穴位治疗，其中 13 例疼痛停止发作。

邢平报道用激光针刺入，捻转得气后导入光导纤维，治疗牙痛 65 例，其中 48 例经 1 次治疗而痊愈，15 例经 2 次治疗，2 例经 4 次治疗而愈。一般牙痛，可再施针后 2min 内缓解。

2. CO_2 激光局部照射　用输出功率为 20mW 的 CO_2 激光散焦病变局部照射，剂量以病人感到温热即可，每日 1 次，每次 10～15min，10 次为一疗程。

上海第二医科大学附属瑞金医院治疗三叉神经痛 32 例，其中症状消失 12 例（37.5%），好转 14 例（43.75%）无效 6 例（18.75%）。治疗后半年到两年随访 22 例，复发 11 例(50%)，其复发率较高。

3. 半导体激光局部照射　波长 810nm，治疗方法同 CO_2 激光。

十九、面肌抽搐(阵发性面肌痉挛)

阵发性面肌痉挛是指一侧面部肌肉发生阵发性、不规则的不自主抽搐,起初是眼轮匝肌阵发性痉挛,逐渐扩散到一侧面部其他肌肉,无神经系统其他阳性体征。其病因认为是面神经的异位兴奋或伪突触传导引起的面部肌肉的抽动。

He-Ne或半导体激光穴位照射治疗　激光波长632.8～650nm,输出功率为30mW,每穴照射5～10min,每日1次,10次为一疗程。常用穴位:以眼睑肌痉挛为主选用阳白、太阳、四白;以颧面肌痉挛为主选用下关、四白、迎香;以口轮匝肌痉挛为主则选用颊车、地仓、承浆;全面肌痉挛则选用上述的穴位,每次照射4～7个。

杨国晶等人报道,用He-Ne激光进行穴位照射,并用针刺组和药物组进行比较,有显著性差异($P<0.05$)。而且其愈显率也有显著差异($P<0.05$),其治疗效果如表4-2。

表4-2　三组疗效比较

组别	例数	痊愈(%)	显效(%)	有效(%)	无效(%)	愈显率(%)	总有效率(%)
治疗组	40	31(77.5)	4(10)	4(10)	1(2.5)	87.5	97.5
针刺组	40	12(30)	8(20)	16(40)	4(10)	50	90.0
药物组	40	7(17.5)	6(15)	13(32.5)	14(35)	32.5	65.0

二十、枕神经痛

枕神经痛多因感染、局部刺激或受牵拉所致,疼痛位于枕后和颈部,疼痛剧烈,呈放射性。

半导体激光(810～830nm)局部和穴位照射治疗　枕大神经压痛点在风池穴上,输出功率200～250mW,局部照射3～5min,每日1次，10次为一疗程。

日本遵上辙总结206例，其有效率达80%以上。其治疗方法是枕大、小神经压痛点处照射15s，照3次即有效。

二十一、肋间神经痛

肋间神经痛常因感染、外伤和神经炎所致，沿着肋间神经分布，有间断或持续性刺痛和灼痛，特别是带状疱疹病毒引起的神经痛更为剧烈。

半导体激光照射治疗：激光照射方法和枕神经痛相同。

日本竹吉悟治疗34例带状疱疹后神经痛患者，其即时止痛效果很好，有效率为90%，治疗时，每个病人选择6个点，每个点连续照射60s。

二十二、臂丛神经痛

臂丛神经痛是指臂丛神经受损或受到刺激而引起的臂丛分布区的疼痛。

1. He-Ne或半导体激光穴位照射治疗　激光波长632.8～650nm，输出功率10mW，取穴患侧云门、肩髃、肩贞、曲池、三角集中点、手三里、外关、合谷，每日1次，每穴5min，7～10次为一疗程，每次取穴4～6个。

2. 半导体激光照射治疗　低能量(810nm)红外激光局部穴位照射，功率为300～350mW，每穴3min，每日1次，10次为一疗程。取穴同He-Ne激光。

二十三、坐骨神经痛

坐骨神经痛是指坐骨神经及其分布区发生疼痛，为常见的周围神经疾病。可分原发和继发两种。原发坐骨神经痛和受寒、潮湿、损伤以及感染有关。继发坐骨神经痛由邻近组织病变产生机械性压迫、粘连所引起，如腰椎间盘脱出症、关节和骨盆病变、腰骶软组织受损等。

1. 半导体激光照射治疗　激光沿坐骨神经压痛点进行照射，如腰骶部、臀部、腘窝、小腿外踝部，功率为 300～350mW，每点 3min，每日一次，10 次为一疗程。

日本白产千之用半导体激光治疗 523 例坐骨神经痛患者，其中显效占 34.4%，有效 46.3%，微效 14.3%，不变 4.8%，无效 0.2%，总有效率可达 80.7%。其选择的治疗点在 100 个以上。

2. He-Ne 或半导体激光穴位照射治疗　激光波长 632.8～650nm，输出功率 10mW，取穴环跳、阳陵泉、委中，每穴照射 10min，每日 1 次。7～10 次为一疗程。

二十四、脑性瘫痪

脑性瘫痪是由各种不同病因所致脑部损害的综合病症，临床表现以运动障碍为主，特别是瘫痪，痉挛性瘫痪为多见。

半导体激光照射治疗　常取穴为夹脊穴或双下肢的环跳、阳陵泉、委中穴。照射方法同坐骨神经痛激光照射。

日本朝具芳美报道，用半导体激光治疗 41 例脑瘫患者，治疗后 12 例中有 8 例颈总动脉血流量平均增加 0.25L/min；动态心电图观察，照射后源于副交感神经的高频率成分，12 例中 8 例增加；从肌电图看，照射后屈肌群放电增加，使手握物时变得容易得多。

二十五、缺血性脑病

缺血性脑病主要包括脑供血不足、腔隙性脑梗死、动脉硬化性脑病等，这些患者主要是颈动脉系统血管病变，也有半数患者有椎基底动脉供血不足。

半导体激光照射治疗　其部位为患者甲状软骨上缘平行的颈总动脉处，输出功率 20mW，每次照射 30min，每日 1 次，10 次为一疗程。

苏明秋报道治疗 50 例患者，并用彩色经颅多普勒超声仪(TCD)和脑地形图(BEAM)进行观察，证明其各项指标均有明显改善(如血流速度增快,脑功能改善)。

二十六、血管性痴呆

血管性痴呆(VD)是由于脑血管因素导致脑功能损害所致的痴呆综合征,其实质是脑动脉硬化,这是由于体内脂质代谢障碍,导致脂肪堆积在血管壁,使得血管管腔狭窄,血管弹性降低,严重者血管完全阻塞,这样,就造成脑组织供血不足,使脑组织处于慢性缺血缺氧状态,最终脑细胞坏死,脑组织软化,出现许多梗死灶、软化灶(多发性腔隙性脑梗死等)。

目前,我国60岁以上老人已达1.2亿,其中约有500万老年性痴呆患者,估计2025年我国老年人口占总人口的20%,则老年性痴呆的发病率将逐步增加。WHO报告:65岁以上老人智力障碍达10%,其中50%发生痴呆,80岁以上的患病率可高达25%～30%,老年性痴呆是慢性病,病程可以长达5～10年。

患者有明显的记忆、计算、思维、定向、判断等能力障碍,给家庭和社会带来沉重的负担。

本病中医属于"痴呆""健忘""郁症""癫症""狂症"范围。癫狂一症,哭笑不休、谩骂歌唱、不避亲疏、许多恶态,乃气血凝滞、脑气与脏腑气不接,故同做梦一样。气滞血瘀,是脑气与脏腑之气不相顺接,出现失神呆滞、行无所主、如同做梦,痴呆也是主要症状。

激光取穴:主穴为百会、风府、双侧风池。

随症取穴:髓海不足取双侧绝骨;肝肾亏虚取双侧肝俞、肾俞、足三里;脾肾两虚取双侧足三里、三阴交;心肝火盛取双侧太冲、神门;痰浊阻窍取双侧丰隆、足三里;气滞血瘀取双侧血海、太冲、合谷。其他半身不遂、口眼㖞斜、二便失禁则取相应的配穴。

激光采用0～2W连续可调的激光,波长808nm,输出功率120mW,距离1.00cm,每穴2min,能量密度43/64J/cm^2。两组每天上午9～11点进行,每日1次,连续5d后停2d,再继续治疗,共观察42d。

治疗前停用脑循环改善剂，脑代谢激活剂，如脑益嗪、脑复新、脑复康等，但激光组和针刺组均辅以中药治疗。

华南师范大学莫飞智等人用激光针对血管性痴呆进行比较，两组进行比较，激光针组的有效率为 58.06%，而针刺组为 64.52%，经 Ridit 检验，两组有效率差别无统计学意义（$\mu=0.85$，$P>0.05$），说明激光治疗血管性痴呆和针刺组一样同样有效。但激光具有无痛、安全、操作简便等特点。

二十七、股外侧皮神经炎

股外侧皮神经炎亦称感觉异常性股痛症，该神经起源于腰$_{2,3}$，穿过腰大肌经腹股沟韧带，髂前上棘几乎达到膝部。在此神经通路上的机械性压迫或炎症，均可造成股外侧皮肤的麻木或疼痛。

杨国晶报道用 830nm 的半导体激光，光斑直径 7mm，其组织穿透达皮下 7mm，输出功率 0～500mW 连续可调，共治疗 42 例，取穴环跳、风市、髀关、阿是穴，结果 42 例全部治愈，总有效率为 100%，而对照组 33 例，总有效率 84.9%，有显著性差异（$P<0.05$）。

二十八、激光针灸戒烟

吸烟是一种严重危害人体健康的习惯，在全球，烟草造成近 500 万人早亡，超过艾滋病、结核病、车祸、自杀等因素的总和，到 2020 年，全球每年可因吸烟造成死亡人数将达到 1 000 万人，吸烟已成为名副其实的人类死亡杀手。很多人知道其危害而有戒烟的欲望，但苦于戒断症状的影响而屡戒屡吸，所以 50%想戒烟的人中，仅有 5%真正戒烟。

针刺或激光针灸治疗后，可以诱发神经系统产生大量内源性阿片物质，从而弥补了因尼古丁供应中止所造成的阿片物质缺乏，减少戒断症状，达到戒烟目的；另一个作用是刺激相关穴位，可以调节味觉的变化，使吸烟者在抽烟时觉得淡而无味，甚至觉得烟苦，点燃香烟时令吸烟者产生头晕、恶心、想吐等症状，从而不再产生复吸的欲望。

从中医脏腑经络理论认为，吸烟与肺、胃有关，肺开窍于鼻、脾与胃相表里，脾开窍于口，所以吸烟者多口干、鼻燥、痰多略黄、舌红苔淡黄、脉略数等肺、胃热象，而激光照射相关穴位可泻肺热之火，达到生理平衡而戒烟，故取耳穴中口肺穴。另外，吸烟多在兴奋、苦闷、思虑等状态下，故选用安神宁志的“神门”穴，另外不吸烟则烦闷易怒，与肝火肝阳有关，故可取肝穴，也可配以“皮质下”、“内分泌”等以调神抑志。

1. He-Ne或半导体激光穴位照射治疗　激光波长632.8～650nm，输出功率为10～15mW，每日1次，每个穴位5min，7次为一疗程，常取穴内关、率谷、风池、合谷、太冲、足三里、百会，这些穴位适合治疗所有成瘾疾患，其他可以按症取穴，如焦虑、心悸选用神门；骨病选用大抒；消化道症状选中脘、足三里、三阴交；肌肉系统选阳陵泉等。特别提出一个在1981年美国针灸师Olms发现的甜蜜穴（戒烟穴），出于偶然，他因流感咳嗽不止，意外发现阳溪和列缺之间的敏感点有很好的戒烟效果。他每日吸烟50支已30年，以前多次戒烟不成，而用此“穴”，则治疗1次后完全戒烟，他在5 000例观察中，有效率近80%。

张胜利报道，用6mW的He-Ne激光穴位照射，每穴3～5min，每日1次，10此为一疗程。有效率达84%。

2. He-Ne或半导体激光耳穴照射治疗　常取穴神门、肾、交感、肺、肝点、口、胃、皮质下、内分泌、脾、气管等穴，激光波长632.8～650nm，输出功率为6～25mW，每穴激光照射10～25s即可，5～10次为一疗程。

一般激光体针和耳针相结合进行治疗，加磁珠贴附，负压抽吸清肺治疗，效果更佳。

Noger. P在1975年维也纳欧洲针刺学会提出的耳脉反射一般持续0～3个脉搏时间即可。Zalesskiy, V. N在1983年报道用激光针刺的方法，3mW 的 He-Ne 激光照射肺、心、肝、胃等穴，每穴 10s，对患有外周血管病和患有肺癌的烟瘾大的老年病人的治疗作用，即时戒烟率达 70.58%。

3. 半导体激光照射治疗　常用 820nm 红外激光，输出功率 50mW，频率 10Hz，每周照射 3 次，3 次为一疗程，取耳穴为紧张点，肺、胃点。前两点是抑制鸦片成瘾者的戒断，胃点则是吸烟戒断后出现体重增加很快，照射胃点则可得以控制。

Schwartz 等认为这是戒烟过程中的辅助治疗，根据对 1 280 例患者接受 3 个月激光治疗，其成功率为 48%(614 例)，但在治疗前 24h 不抽烟，则成功率达到 67%，而未预先戒烟者中只占 33%；他也证明激光治疗效果与吸烟程度的关系，数据显示，吸烟每日 1 包以上者，成功率 73%(448 例)，而吸烟在 1 包以下者成功率占 27%(166 例)，说明吸烟过重者，戒断效果更好。以上这点，可以与刘承宜在基础理论上阐述很吻合。

第5章 儿 科

激光针灸应用于小儿科，因为无痛、无损伤，故特别适用于儿童。

一、小儿厌食症

小儿厌食症主要是由于饮食失节，或喂养不当，造成湿食积滞、肠胃蠕动功能减退之故。

He-Ne或半导体激光穴位照射治疗　激光波长632.8～650nm，输出功率16mW，频率50Hz，每穴照射20min，每周1次，4次为一疗程。同时配合挑刺四缝穴，常用激光穴位是中脘、下脘、足三里。

虞盟鹦报道用He-Ne激光穴位治疗40例患者，其中治愈28例（占70%），好转9例（占22.5%），无效3例（占7.5%），总有效率为92.5%。而对照组（口服好娃友口服液）20例中，治愈13例（占65%），好转4例（占20%），无效3例（占15%），总有效率为85%。经统计学处理，激光组明显优于对照组（$P<0.05$）。

二、小儿遗尿症

小儿遗尿症可以分为原发和继发两种，前者无明显疾患，大多数属于大脑皮质控制失调或习惯性改变，后者为腰骶脊柱发育不全，圆锥或马尾病变，导致膀胱功能障碍而引起遗尿。X线片常见有隐性脊柱裂，每日遗尿1次为重型，间日或几日遗尿为轻型。

1. He-Ne或半导体激光穴位照射治疗　激光波长632.8～

650nm，输出功率4～15mW，每日1次，每穴5min，10次为一疗程。取穴为会阴、足三里、三阴交和遗尿穴（经外奇穴）。

卞学平报道用10mW的He-Ne激光穴位照射治疗100例，这些患者排尿次数可达14～30/24h，还有21例患儿遗尿，激光照射双侧三阴交和中极穴各10min，伴遗尿患儿加照遗尿穴10min，每日1次，治疗3～14d。而对照组则用吲哚美辛。

治疗结果：激光组100例，治愈91例（占91%），好转9例（占9%），对照组76例，治愈45例（占59%），好转20例（占26%），无效11例（占15%）两组治愈率有非常显著差异。（$P<0.01$）。

2. CO_2 *激光扩束照射治疗* 照射下腹部和腰骶部，以温热为度，每次10min，10次为一疗程。

三、婴幼儿腹泻

婴幼儿腹泻可分为中毒性消化不良（有脱水和酸中毒）和单纯性消化不良，均以腹泻为主要症状。

1. He-Ne *或半导体激光穴位照射治疗* 激光波长632.8～650nm，输出功率20mW，每穴5min，每日2次，5～10次为一疗程，取穴中脘、气海、天枢、神阙。

孙菊娣治疗婴幼儿腹泻82例，治疗结果：显效77例（占93%），有效5例（占7%），总有效率100%。

2. CO_2 *激光照射治疗* CO_2激光的发散光束对患儿的神阙进行照射，以温热为度，激光输出功率密度为50～150mW/cm²，每次15min，5次为一疗程。

四、流行性腮腺炎

流行性腮腺炎是病毒所致的急性传染病。

He-Ne或半导体激光穴位照射治疗：激光波长632.8～650nm，输出功率10～25mW，每穴5min，每日1～2次，10次为一疗程。常取穴：局部照射、加照颊车、翳风、外关、内关、合谷等穴。

河南省人民医院治疗 50 例腮腺炎患者，其中治愈 37 例（占 74%），好转 13 例（占 26%），没有无效病例。

五、小儿呼吸道炎症（支气管炎症、肺炎）

常见病原体有病毒、支原体、细菌。

He-Ne 或半导体激光穴位照射治疗　激光波长 632.8～650nm，输出功率 6～10mW，每穴 5min，每日 1 次，每次取穴 3～4 个，10～15 次为一疗程。取穴：肺俞、曲池、咳嗽加定喘，发热加大椎穴。耳穴可用肺点、交感、肾上腺、神门，也可以局部扩束照射于肺部啰音密集区。

106 医院用 He-Ne 激光治疗 83 例，其 81 例痊愈，治愈率达 97.6%。

虞盟鹦报道，用 He-Ne 激光穴位照射和麻杏石甘汤加味治疗小儿肺炎 30 例，取穴天突、大椎、肺俞和膈俞、脾俞两组交替使用。结果总有效率 93.9%，而对照组（仅用麻杏石甘汤加味）总有效率 83.3%，经统计学处理两组差异显著。

六、儿童疱疹性口唇炎

在小儿时为多见，主要是由单纯性疱疹病毒引起。

He-Ne 或半导体激光照射治疗　波长 632.8～650nm，输出功率 10mW，激光局部照射，每日 1 次，每次 10min，10 次为一疗程。

Адександроb，M. T，治疗 87 名儿童，一次照射，立即不痛，可以维持 6h，最有效的照射时间是红斑期，即在糜烂和口疮之前，二次照射可以预防黏膜破损，轻型 3.7d，中型 6.3d 即可痊愈，大大缩短了疗程。

七、新生儿硬肿病

新生儿皮下脂肪所含未饱和脂肪酸甚少，容易受到外界低温度影响发生凝固，局部形成硬肿病，皮肤发硬、发亮呈暗黄色或青紫色。

CO_2激光扩束照射治疗　CO_2激光扩束照射病变处，50～300mW/cm²，以温热感为宜，每个部位照射5～10min，每日2次，5d为一疗程。

这治疗可使真皮、皮下血管扩张、血流加速、改善血液循环，通过神经反射，全身温度升高，缺氧情况改善，有利于各脏器功能恢复，预防和减轻合并症，使血管通透性趋于正常，减少渗出，并逐渐被吸收，故硬肿亦得到消除。

八、儿童睾丸附件扭转

睾丸附件是胚胎发育中退化器官，是胚胎性残余体，92%人有睾丸附件，97%附件有蒂炳，其扭转的发生率占阴囊急诊的5%，在治疗上还有争议。

He-Ne激光病变处照射治疗　输出功率50mW扩束照射患侧阴囊，每次20min，每日一次，5～7d为一疗程，同时给予抗生素和中药金黄膏外敷于患处。

贾胜琴报道，用He-Ne激光治疗20例，平均5.8d，2例无效而手术治疗，而其他保守治疗，则需2周时间，故加激光治疗时间明显缩短。

九、儿童化脓性骨髓炎

化脓性细菌感染骨髓、骨皮质、骨膜而引起炎症，它是一种常见多发病，可多年不愈。在临床常规治疗的同时可作为辅助治疗。

1. He-Ne或半导体激光病变处照射治疗　激光波长632.8～650nm，功率密度5mW/cm²以上为宜，每日一次，每次10min，15次为一疗程，有窦道者，可应用消毒光纤，伸入窦道照射，可促进窦道愈合。

2. CO_2激光照射治疗　用CO_2激光扩束照射病损区。

第6章 外 科

一、急性炎症

急性炎症包括甲沟炎、肛窦炎、急性乳腺炎、慢性前列腺炎、附睾炎、睾丸炎等，均为细菌、病毒感染引起。

He-Ne或半导体激光穴位照射治疗：根据不同疾病采用不同穴位，或局部照射，大多数患者进行局部照射，如甲沟炎、肛窦炎等；治疗急性乳腺炎时，除局部照射外，还可以加用膻中、乳根、梁丘、合谷、足三里、肩井、少泽等穴位。治疗感染性静脉炎则用He-Ne激光沿着静脉走行照射；治疗肋软骨炎时，局部照射后加中府穴照射；治疗附睾炎和睾丸炎时，用激光局部照射，可以分四个光斑照射。常用激光波长632.8～650nm，输出功率8～20mW，每穴5min。

广州中山医院治疗125例甲沟炎患者，其中痊愈88例，明显好转8例，好转21例，无效8例，总有效率93.6%。

郝秀珍报道，用8mW的He-Ne激光治疗500例肛窦炎，每次20min，每天一次，7次全部治愈。

姚孟光报道，用He-Ne激光治疗23例附睾炎和睾丸炎，21例全部痊愈，1例形成局部囊肿切开引流，1例急性睾丸炎经过6次治疗后症状消失，总有效率100%。

南开医院报道，用He-Ne激光治疗急腹症423例，包括腹内粘连、粘连性肠梗阻、腹部炎性包块、急性阑尾炎、局部性腹膜炎和胆囊炎，和创口炎症用其他方法治疗无效者，用激光照射后症状均消失，促进肉芽生长、上皮再生，治愈率达 81.8%。

成强等人报道，用激光针灸深部导入照射配合腺内注射双黄连 110 例，治疗前列腺炎，而对照组则用先锋Ⅴ号粉针注入前列腺内共 100 例，结果激光治疗组总有效率 90%，而对照组总有效率 83%，两组疗效经统计学分析有显著性差异($P<0.01$)。

二、肩关节周围炎

肩关节周围炎亦称粘连性关节囊炎、五十肩、冰冻肩、肱二头肌腱炎等，一般好发于中老年人，与组织变性、合并慢性损伤或受凉有关，主要症状是疼痛、运动受限。

1. *He-Ne 或半导体激光穴位照射治疗*　主要是以疼痛点处(阿是穴)，每光斑照射 5min，每次照射 2～3 区，10～15min，每日 1 次，15 次为一疗程。激光波长为 632.8～650nm，输出功率为 25mW。

安徽医科大学第一附属医院邵胜报道，用输出功率为 25mW 的 He-Ne 激光，光斑直径 3cm，能量密度为 1.062J/cm^2，照射组织平面，每次照射 2～3 个光斑，每光斑照射 5min，每次 10～15min，每日 1 次，15 次为一疗程。有明显压痛点，需加阿是穴照射，共治疗 297 例患者。

治疗结果：297 例中，治愈 247 例(治愈率为 83.16%)，显效 42 例(显效率为 14.14%)，无效 8 例(无效率为 2.7%)，总有效率为 97.3%。

患者照射同时，必须加强功能锻炼，帮助患者活动肩关节。

也有报道，用 He-Ne 激光穴位照射，功率 5～10mW，取穴：肩贞、肩内陵、天宗、肩俞、肩髃，配合条口穴，每日 1 次，每穴照射 5min。

北京同仁医院共治疗 126 例肩关节周围炎患者，其近期痊愈 21 例，显效 36 例，有效 53 例，无效 16 例。

2. *CO_2 激光扩束局部治疗*　照射肩关节周围压痛点处，功率密度为 300～500mW/cm²。激光治疗肩周炎，有明显止痛效果。

3. 半导体激光照射治疗　半导体激光波长为 810nm，输出功率 250～350mW 进行穴位照射，每穴 3～5min，每日 1 次，10 次为一疗程。常用穴位为肩贞、天宗、肩髃、臂臑，配合条口穴，每次可选用 2～7 个穴位照射。

朱菁等人治疗 20 例肩关节周围炎，其中痊愈 10 例（占 50%），显效 9 例（占 45%），有效 1 例（占 5%），总有效率为 100%。

张悦用 830nm 半导体激光治疗 30 例肩周炎并和红外线治疗作对比，共治疗 30 次，激光组痊愈 16 例，显效 10 例，有效 4 例。而红外线组痊愈 4 例，显效 4 例，有效 16 例，无效 6 例，两组有非常显著差异（$P<0.01$），随诊 2 年，激光治疗患者无复发，对照组有 1 例复发。

肖雷等人报道，用 830nm 的半导体激光照射肩髃、巨骨、曲池三穴，治疗 25 例肱二头肌长头肌肌腱鞘炎。治愈 15 例（占 60%），总有效率 88%。

三、颈椎病

颈椎病是指颈椎间盘退行性变，及其继发椎间关节退行性变所致的脊髓、神经、血管损害而表现出相应的症状和体征。其主要病因有颈椎间盘退行性变、损伤、颈椎先天性椎管狭窄。

1. He-Ne 或半导体激光穴位照射治疗　激光波长 632.8～650nm，输出功率 5～20mW，每穴 5min，每日 1 次，10 次为一疗程。常取穴颈项部的华佗、夹脊穴，也可以选用合谷、外关等穴位或加用颈椎间孔骨质增生部位。

广州第二人民医院治疗 162 例，治疗结果，优者 20 例（占 12.35%），良 60 例（占 37.03%），好转 54 例（占 33.33%），无效 28 例（占 17.29%），并对 90 例患者追踪观察 6 个月～5 年，发现治疗后病程在继续好转，由原来优的 12.35%提高到 36.67%。

娄俏等人报道，用激光针灸加中药治疗颈椎病，采用 He-Ne

激光波长为 630nm，输出功率 2.4mW，对颈夹脊、风池、率谷、肩井、中渚、后溪进行穴位照射，再在颈夹脊部位进行由中药杜仲、丹参、当归用 40%乙醇浸泡的药液局部导入。

治疗组的总有效率为 97.37%，对照组（单纯中药组）总有效率为 80.49%，经统计学分析，有显著性差异。

山东省烟台市芝罘医院使用空心针，将激光导入颈夹脊穴进行深部照射治疗，共治疗 150 例患者，临床治愈 63.3%，总有效率 100%，平均治愈次数为 6.58 次。

2. CO_2 *激光扩束局部照射治疗*　输出功率 15～20W，照射痛处或穴位，以患处有温热感为度，每日 1 次，每次 10min，10 次为一疗程。

3. *半导体激光照射治疗*　用 810nm 的红外激光照射颈背、臂痛点、肌肉附着点和相关穴位，如大椎、风池、风府、肩井等，每次照射 1～8 点，平均 4 点，输出功率 120～500mW，每点 3min，每日 1 次，3～5 次为一疗程。

协和医院等 3 家医院治疗 46 例颈椎病，其中显效 18 例（占 39.1%），有效 27 例（占 58.7%），无效 1 例（占 2%）。

四、腰椎间盘突出症

椎间盘的髓核多因长期慢性的纤维环与髓核变性或急剧的机械压迫，从而出现腰痛、后腿痛，好发于腰$_{4\text{-}5}$椎间隙，此处压痛明显。

半导体激光照射治疗，用 810nm 的半导体激光结合 CT 和 MRI 及临床体征找到相应椎间隙患处后，紧靠左侧或右侧的神经根部进行照射，如配合环跳穴照射，则效果更佳。激光输出功率为 350～450mW，以病人有微弱刺痛或热感时最佳，每点照射 8min，每次选择 2～3 个部位。

上海龙华医院治疗 79 例腰椎间盘突出症，其中痊愈 45 例，显效 18 例，有效 13 例，无效 3 例，总有效率为 96.20%。

上海第六人民医院用激光治疗33例和牵引42例进行比较，结果发现，激光组总有效率为93.43%，而牵引组仅为69.05%，有显著性差别($P<0.05$)。

五、类风湿关节炎

目前认为类风湿关节炎是自身免疫性疾病、能引起严重畸形的慢性全身性结缔组织疾病，好发于手足小关节，呈游走性，X线检查和类风湿因子试验基本可以确诊。

1. *He-Ne或半导体激光穴位照射治疗* 激光波长632.8～650nm，小关节病变则使用5mW，大关节则使用30～40mW进行局部照射，每日1次，每部位10～15min，10次为一疗程，除局部照射外，还选用合谷、曲池、肾俞、环跳、犊鼻、承山穴。

长春中医院都晓春等人报道，用He-Ne激光治疗65例类风湿关节炎，上肢取穴：外关、合谷、阳池、阳溪。下肢取穴：足三里、三阴交、解溪、太冲、太溪。每次治疗30min，每日1次，20次为一疗程，2～8个疗程。

治疗结果：65例中痊愈17例(占26.2%)，显效24例(占36.9%)，有效19例(占29.2%)，无效5例(占7.7%)，总有效率为92.3%。

治疗后其血清球蛋白中的IgG和IgM、IgA均达到正常值，血沉值也均下降到正常。

以上取穴，通经活络止痛、健脾利湿而祛寒湿之邪。

2. *半导体激光照射治疗* 国内外常用810～830nm的红外半导体激光治疗，其输出功率为300～400mW，可用于病灶区照射、反射区照射和穴位照射，穴位照射可根据发病部位选择不同穴位。

日本白户千之用830nm的半导体激光治疗196例类风湿关节炎，其中显效13.8%，有效52%，微效29.1%，不变5.1%。

浅田莞尔治疗33人(54个关节)，治疗后显效57.4%，有效

40.6%，有效率为 98%，无效病例只有 2%，而用镇痛剂止痛的效果只有 60%～80%。

其治疗方法是先准确找到压痛点，1 个点照射 15s，1 个关节可以照射 2～5 个点。

俄罗斯也有报道，用脉冲红外激光治疗类风湿关节炎，除激光局部照射外，还考虑到类风湿关节炎的发病机制和机体免疫状态有关，又分别用其他途径进行激光照射。

Сидороb 采用耳鼓膜照射法，因鼓膜厚度仅 1mm，表面布满血管网，血流相当丰富（能经常保持与脑干、内脏及血液相同的恒温足以证明），其所用半导体激光波长为 0.89μm，脉冲频率 3 000Hz，每次治疗总能量 7.6J/cm²，随机分组 30 人进行激光治疗，而另 40 人则作为对照组（用发光二极管发出的非相干红外线，其波长为 0.89μm，脉冲频率≤10Hz）。共进行 30 多项目检测，并得出综合性指标-严重度指数（иT）和全身炎症活动度（иT 降低 20%或更多为好转，升高 10%以上为恶化）。

治疗结果：激光照射组 30 例，总体 иT 降低 22%（$P<0.05$），全身炎症活动度降低 7%，而发光二极管组 40 例，其总体 иT 只降低 6%（$P<0.05$），而全身炎症活动度没有变化。

综合评价临床疗效：激光组 30 例显效为 48.3%，有效 44.8%，无效 0，恶化 6.9%。发光二极管组 40 例，显效为 12.5%，有效 55.0%，无效 25%，恶化 7.5%，其临床疗效比较，激光组高 3.9 倍（$X^2=5.9$，$P<0.02$）。

关于机制方面，作者认为作为中耳一部分的鼓膜是人体末梢恒温区的一部分，具有丰富的神经与高级适应中枢及免疫系统末梢器官有密切关系，治疗前后耳鼓膜的温度及脑电图均未见变化。

六、骨性关节炎

骨性关节炎好发于老年人，又称增生性关节炎、老年性关节炎、肥大性关节炎、软骨软化性关节炎等，其特点是软骨变性和继发性骨质增生，可以分为原发性(人体关节长年应力不均而发生退行性变)和继发性(创伤、畸形和其他疾病造成关节软骨损害，从而导致日后的骨关节病)。

关节变性的改变除年龄以外，还有其他诱发因素，如肥胖、内分泌的异常、遗传因素以及不正常的体位和外伤等。

本病多发于四肢的负重大关节和脊椎关节，主要症状是关节疼痛，特别在寒冷和运动、持重时加重，另一症状是关节活动障碍，病变时轻时重，疾病后期可出现僵硬感和关节肿胀，X线可表现椎体骨膜有边缘性骨赘、关节间隙变窄、关节面硬化，可有关节内游离体、关节端松质骨内骨囊性变。

1. *He-Ne或半导体激光穴位照射治疗* 激光波长632.8～650nm，功率密度15mW/cm^{2}以上。颈椎病变可选大抒、风池、阿是穴(痛点)；腰椎病变可选用环跳、肾俞、委中、承山、昆山、上髎、痛点；膝关节病变可选用病侧外膝眼、阳陵泉、足三里、悬中、昆仑、犊鼻、梁丘等穴位。每次取穴2～4个，每穴照射5min，每日1次，10次为一疗程。

2. *半导体激光照射治疗* 激光波长860nm，输出功率0～500mW连续可调，每次照射15min，每日1次，10次为一疗程。

湛川报道，用半导体激光照射膝眼治疗膝骨性关节炎39例，输出功率450mW，光斑直径5mm，每日一次，每次15min，10次为一疗程。共治疗膝骨关节炎患者39例，激光照射部位为双膝眼，另外39例用超短波治疗作为对照组。治疗结果：激光治疗组治疗后大部分维度评估指标及JOC总分明显高于对照组同期结果($P<0.05$)。其行走能力、上下楼能力、关节活动度、关节肿胀等X^2指标和JOC总分均有明显治疗效果。

外膝眼位于足阳明胃经的循环路线上，阳明经本为多气血之经，“不通则痛”，气血充足，经脉运行通畅则疼痛消失，而激光照射穴位，可以调整脉络、宣导气血、发挥镇痛作用。

七、骨折

骨的完整性和边界性中断称为骨折。骨折时，其周围组织如皮肤、肌肉、血管或神经受到不同程度的损伤，其主要原因是直接或间接暴力引起，称为外伤性骨折，如骨骼本身有病，如骨髓炎、骨肿瘤引起骨折则称为病理性骨折。

He-Ne或半导体激光照射治疗　激光波长632.8～650nm，输出功率15～25mW，扩束照射骨折伤口处，10～20min，每日1次，10次为一疗程，明显有促进骨痂形成，伤口愈合的功效。

王根录报道，用160mW的He-Ne激光将光斑扩大到3～4cm大小，照射15～20min，每日1次，8次为一疗程。治疗32例开放性或闭合性骨折及软组织损伤的患者，结果20例完全愈合，9例基本愈合，平均照射次数仅为7.8次。

Кузиицеbа.Л和КощеЛеВ等，Cтabytcкий分别各自报道，用15mW的He-Ne激光，扩束5～20mm大小光斑，照射骨折伤口处，均使骨折和伤口提前愈合。

八、软组织损伤

软组织损伤是骨伤科最多见疾患，常分为扭伤、挫伤及断裂伤，损伤局部伴有肿胀和不同的功能障碍。

1. He-Ne或半导体激光穴位照射治疗　激光波长632.8～650nm，输出功率25mW，功率密度7.96mW/cm^2，照射病灶部位，可分2～3光斑照射点，每点5min，每次10～15min，每日1次，10次为一疗程。如有明显压痛点需加阿是穴照射。

邵胜报道，用He-Ne激光治疗358例外伤性腰痛患者，还有210例用药物（活血、消炎、镇痛等）治疗作为对照组，治疗结果：激光组痊愈164例，显效77例，无效17例，总有效率为95.3%。而对照组痊愈32例，显效68例，无效110例，总有效率为47.6%。经统计学处理有显著性差异（$P<0.01$）。随访77例激光治疗患

者无1例复发，而药物组随访48例，却有23例复发(47.9%)。

2. 半导体激光照射治疗　以痛点为主，不同部位软组织损伤，可根据循经取穴或邻近取穴，配选相应穴位，如急性腰扭伤，除阿是穴外，常用委中、殷门、肾俞、大肠俞、腰痛穴等，使用激光器，多为半导体激光器，波长810nm，使用功率300～400mW，每次选3～5个穴位，每次照射10～20min，每日1次，8～10次为一疗程。

上海体育运动技术学院共治疗20例患者，24个疼痛部位，结果痊愈9个部位，显效9个部位，有效6个部位，其中9人做过理疗和按摩效果不佳改为激光治疗。

九、肌肉痛

常见腰肌劳损、肌筋膜炎等，腰肌劳损是腰腿痛最常见的疾病，也称功能性腰痛，而肌筋膜炎，又称肌肉风湿病，好发于腰背部、骶髂部、髂脊部和颈、肩部。

半导体激光照射治疗是首选，常用810～860nm的红外半导体激光，输出功率300～400mW，治疗时间视治疗方法而定。

北京大学医学部治疗慢性软组织炎症31例，其有效率达93.5%。

日本百户千之治疗肌肉痛2 328例，其中显效34.8%，有效48.9%，微效13.3%，不变0.1%，总有效率为83.7%。其中腰痛症1 673例，其中显效35.0%，有效49.5%，微效12.9%，不变2.5%，无效0.1%，总有效率84.5%。

其治疗方法可分为两个压痛点，一是压痛点和其周围，二是中枢点：如手腕痛则取肘部，这是指血液循环、淋巴回流和神经传导的必经之路，大多数和经络穴位一致。照射时间和点数要看疼痛部位大小来定，一个点照射5～30s，一个痛区至少应选择30个点连续照射，如深部疼痛，则需将激光深压，使激光穿透的更深，特别是腰肩肌肉比较肥厚的部位。

照射后，仅有少数患者有一些疲劳感和轻度皮下淤血，但很快恢复。

十、前列腺增生症

前列腺增生症是老年男性常见病之一，据报道，40 岁以上的男性发病率为 23%，50 岁以上为 50%，到 90 岁发病率达 88%。

患前列腺增生症多有排尿困难、尿流变细、尿排不尽感。前列腺指诊可检前列腺增大、质地正常或略偏硬、表面光滑、无压痛、前列腺液精检多为正常。直肠 B 超可见前列腺弥漫性增大，体积若≥20cm²，则可以诊断。

该病属于中医的“癃闭”“癥瘕”范畴。中医认为，肾阳虚衰是该病的基础，而蓄血瘀结是决定该病的关键，膀胱气化失司则是排尿困难的直接原因。故以温补肾阳为主，辅以化瘀、利尿，成为治疗前列腺增生的主流。

广东省中医院洪文用 650nm 的半导体激光照射会阴、关元、中极、肾俞为主穴，每日 1 次，每穴 10min，5 日为一疗程。休息 2 日，连续照射 3 个月，共治疗 30 例。

治疗结果：激光穴位照射显效 15 例（占 50%），有效 13 例（占 43.33%），无效 2 例（占 6.66%），总有效率为 93.33%。而针刺组则有 90%的有效率，经 Ridit 分析，$\mu=0.170$，两组无统计学意义（$P>0.05$）。但激光穴位照射无痛、操作方便、患者更易接受。

十一、急慢性关节损伤

多见于手指、膝和踝关节的损伤，可以发生肌肉、肌腱、韧带的撕裂、血肿。另外，由于长期反复积累细微损伤所致的慢性损伤，则形成慢性劳损，可分为动力性损伤（如打网球）和静力性损伤（如长期不正确的姿势），症状为腰和关节在轻微活动时即感酸痛，但 X 线检查无异常发现。

丁宇等人报道，用 810nm 的半导体激光治疗 120 例急慢性关节损伤的患者，其激光输出功率为400～500mW，照射点为痛点(阿是穴)，结果激光组有效率为85%，痊愈率为44.2%，而对照组(口服活血止痛胶囊，外用沈阳红药膏)120例中有效率为71.7%，痊愈率为20.8%，经统计学处理，两者有显著性差别。

十二、烧伤

由于热液、电流、化学腐蚀剂(强碱、强酸)及放射物质所致的组织损伤，均称为烧伤。

烧伤发病率高，平均每年的发病率占总人口的5‰～10‰，其中14岁以下小儿占全部烧伤病人的35.9%～50%以上，多为热液烫伤。

烧伤常分为：

(1)轻度烧伤：总面积在10%以下的二度烧伤；

(2)中度烧伤：总面积在11%～30%或三度烧伤面积在10%以下者；

(3)重度烧伤：总面积在31%～50%或三度烧伤面积在11%～20%；

(4)特重烧伤：总面积在50%以上或三度烧伤面积在20%以上者。

烧伤临床表现异常复杂，病情变化很快，给救治工作带来很大困难，如伤后48h内可出现休克期，伤后3～6周出现感染，据统计烧伤科住院病人创面感染率可达96%以上，感染是烧伤病人死亡的首要原因。所以预防和控制感染是极其重要的，激光局部照射可以对此有一些帮助。

南京医科大学附属医院施秋顺等人报道，用激光输出功率为80mW，光斑直径5～16cm，照射烧伤局部，每日1次，每次5～20min，能量密度为0.5J/cm²，浅二度为0.5～0.84J/cm²，深二度为0.84～1.9J/cm²，照射后疼痛立即可以有不同程度减轻。

十三、胆石症

胆石症是胆道系统中最常见的疾病，胆石症形成的机制尚未完全明确，可能与神经功能紊乱和胆汁滞留、代谢障碍及胆道感染有关。胆囊结石多无症状或有消化不良。

He-Ne或半导体激光穴位照射治疗　方法同胆囊炎。

胆石体积＞0.8cm^3 以上的结石，治疗效果差。此外，胆囊舒缩功能不良者，疗效亦差。

第 7 章　皮肤科

一、病毒性皮肤病

其中可以用弱激光治疗的单纯疱疹(单纯疱疹病毒感染)、带状疱疹(水痘-带状疱疹病毒感染),弱激光照射可起到辅助治疗效果。

1. He-Ne 或半导体激光穴位照射治疗　激光波长 632.8～650nm,输出功率 15～25mW,每次照射局部 10～15min,每日 1 次,10 次为一疗程。取穴曲池、血海、三阴交等,每穴照射 5min,也可以照射脊髓神经节处。

李钦峰报道,治疗 45 例带状疱疹伴神经痛病人,结果治愈 42 例,显效 3 例,有效率为 100%,无任何不良反应。

2. CO_2 激光扩束局部照射治疗　功率密度为 $200mW/cm^2$,每日 1 次,每次 10min,10 次为一疗程,以温热效果为宜。

二、皮肤溃疡

包括外伤性、营养性、手术后、烫伤性、放射性溃疡,其中以营养性溃疡约占 38.88%,特别是下肢静脉曲张引起的溃疡,治疗效果不佳。糖尿病引起的足溃疡治疗也是很困难的。

1. He-Ne 或半导体激光穴位照射治疗　激光波长为 632.8～650nm,输出功率为 5～25mW,扩束照射 15min,每日 1 次,10 次为一疗程。

青岛医学院治疗 67 例,痊愈 41 例,好转 17 例,无效 9 例,总有效率为 86.57%。一般照射 5～10 次以后，表面坏死组织脱落，渗液减少，新生肉芽组织和上皮细胞生长，溃疡逐渐愈合。

武汉钢铁公司第二职工医院治疗 20 例糖尿病引起的皮肤溃疡，结果痊愈 15 例，显效 3 例，有效 2 例，总有效率为 100%。对照组 15 例中痊愈 2 例，显效 2 例，有效 3 例，无效 8 例。总有效率为 46.6%。激光组疗效明显优于对照组($P<0.01$)。

BabayaнTB 和 Bogdanovich 分别报道用 He-Ne 激光治疗皮肤溃疡，其近期疗效均很好。

对于 X 线治疗引起的溃疡，也是很难治愈的，有的迁延数年，用 He-Ne 激光治疗也取得好效果，照 20 次后溃疡痊愈。

2. *半导体激光照射治疗*　810～830nm 的红外半导体激光病灶处照射，输出功率 200～250mW，每日 1 次，5～16 次为一疗程，每区照射 3～5min。

南京鼓楼医院治疗 14 例压迫性溃疡(褥疮)，治疗结果，痊愈 8 例，显效 4 例，有效 2 例。

三、球菌性化脓性疾病

包括疖、痈、毛囊、丹毒，这些疾病的病原菌是葡萄球菌、乙型溶血性链球菌。其临床表现为红、肿、热、痛和红斑出现。这些急性化脓性疾病只适宜用弱激光——没有热作用的 He-Ne 激光和半导体激光，不宜用红外激光。

He-Ne 或半导体激光穴位照射治疗　激光波长 632.8～650nm，输出功率 3～5mW，针对毛囊炎、疖、痈，在急性期进行局部照射，每日 1 次，每次 5～10min。如化脓可切开放出脓汁，再用激光照射。丹毒除用 4～20mW 的激光照射以外，还可以加用足三里穴位照射，每次 10min，每日 1 次，10 次为一疗程。

四、湿疹

湿疹为常见皮肤病，病因复杂，如化学物质、异性蛋白、真菌和细菌等的刺激，使皮肤发生过敏反应，引起湿疹。一般分为急性、亚急性和慢性。临床症状不一样，皮疹是多形性，有红疹、丘疹、水疱、鳞屑和苔藓化等，多数发痒，好发于四肢屈侧、面部、阴囊。

1. He-Ne 或半导体激光穴位照射治疗　激光波长 632.8～650nm，输出功率 2～10mW，每穴照射 5min，每日 1 次，常取穴人迎、肺俞、血海、三阴交，均可取双侧，为了增加红色激光的吸收，可用龙胆紫点出穴位，这种方法对丘疹型湿疹疗效较好，对糜烂型疗效较差。

2. 半导体激光照射治疗　用半导体激光 300～350mW，每穴 3～5min，每日 1 次，10 次为一疗程，取穴曲池、足三里、肺俞、三阴交，均为双侧取穴。

上海仁济医院报道，用中医辨证施治和经络原理选择穴位，对 118 例湿疹患者进行半导体激光穴位照射治疗，每日 1 次，每穴 3min，10 次为一疗程。近期疗效：痊愈 68 例，显效 33 例，好转 17 例，总有效率达 100%，其中复发仅有 6 例。

五、神经性皮炎

神经性皮炎是一种慢性瘙痒性皮肤病，发病原因多与中枢神经系统的功能紊乱有关，主要表现为皮肤阵发性剧痒、增厚和苔藓样改变。

He-Ne 或半导体激光穴位照射治疗　激光波长 632.8～650nm，输出功率 7mW，每日 1 次，每次 10～15min，10～15 次为一疗程。耳穴取皮质下、肾上腺、心、神门。

301 医院治疗 31 例，痊愈 3 例（占 9.6%），止痒 5 例（占 15.2%），痒减轻 24 例（占 77.4%），病损消退 3 例（占 9.6%，）变薄 7 例（占 25%），睡眠好 30 例（占 96.8%）。

洪文学等人报道，用激光针灸和传统针刺疗法分别治疗 23 人和 16 人，结果光针组治愈率 95.7%，针刺组 86.5%，两组比较有显著性差异（$P<0.05$）。

神经性皮炎中医称之为“顽癣”或“牛皮癣”，其发病机制多为风湿热三邪郁阻肌肤、经脉，病久血虚生风化燥、情志内伤、风邪侵扰则是本病的诱发因素。

采用半导体激光针灸治疗仪，输出波长为(900±40)nm，重复频率 40/min，输出端平均功率为 10～15mW，光斑直径 2mm，可穿透皮肤 8mm，取穴曲池、血海、三阴交和阿是穴，每穴 5～10min，每日或隔日 1 次，10 次为一疗程，中间休息 5 日，可进行第二疗程。

曲池穴为手阳明大肠经的合穴，有祛邪透表及驱除全身风邪的作用；三阴交为足三阴经的交会穴，可养血祛风；血海穴属于足太阴脾经穴，其别名百虫窝，有祛风驱虫止痒之效，血海是治疗“一切皮肤病”的要穴，可以养血、活血，祛风止痒，可以用之治疗血虚、血热所致的皮肤病。阿是穴可以疏通经络，调理气血，直到病所。

洪文学等人报道，用 900nm 的半导体激光，重复频率 40/s，输出端平均功率 10～15mW，光斑直径 2mm，照射双曲池、血海、三阴交、阿是穴，治疗 23 例神经性皮炎患者，结果治愈 22 例，占 95.7%。而对照组(采用传统针刺疗法)治疗 16 例，治愈 14 例，占 86.5%，两组相比有显著性差异。

广东韶关医院报道，用氮分子激光(波长 3 371Å)，治疗 106 例，愈合显效 35 例，有效 53 例，无效 18 例，有效率可达 83.3%。

六、斑秃

斑秃为原因不明脱发，脱发呈圆形或椭圆形，边界清楚，可逐渐发展，5%可以发展到全秃，中枢神经系统起重要作用，常因精神紧张或受刺激后发病，10%～20%患者有家族史，可能与自体免疫有关。

1. He-Ne 或半导体激光照射为主　激光波长 632.8～650nm，激光扩束照射，功率密度为 1～5mW/cm^2，照射脱发区，脱发面积大者可分区照射，每日 1 次，每区 5min，全头部照射不超过

30min,10 次为一疗程。

上海华山医院和 301 医院用 He-Ne 激光局部照射其治疗的有效率分别为 83.3%,93.5%。

2. CO_2 激光照射治疗　功率密度 300～500mW/cm^2 的扩束 CO_2 激光照射脱发区,每日 1 次,每次 10min,10 次为一疗程,多数患者照射一疗程后可见灰色柔毛生长,第二疗程可见柔毛变粗,颜色加深。

七、荨麻疹

刺激物以药物、食物、感染为多见,边界清楚,皮疹大小不一的风团,呈扁平、隆起、触之较硬、很快融合成片,中央白色、周围有红晕,忽起忽消的风团性皮损,有时伴有恶心、腹痛、腹泻或发热。

He-Ne 或半导体激光穴位照射治疗　激光波长 632.8～650nm,输出功率 3～4mW,每日 1 次,每穴照射 5min,每次取穴 4～6个,常取穴有大陵、曲池、足三里、血海、三阴交、合谷等。

旅大医院治疗 44 例,其治愈率可达 84%。

八、银屑病

银屑病又称牛皮癣,发病率为 0.3%,其原因可能与 Hb～A 抗原有关,在环境气候改变、精神因素、外伤、感染等因素可以诱发和加重,病程可分进行期、静止期和退行期。

1. He-Ne 或半导体激光穴位照射治疗　激光波长 632.8～650nm,输出功率 2.5mW,照射双耳肺穴压痛最明显的一点,每日 1 次,每穴 5min,10 次为一疗程。

沈阳第一人民医院治疗 82 例,其中进行期 63 例,静止期 15 例,退行期 4 例,治疗结果:显效 37 例,有效 32 例,无效 15 例,有效率 84%,次数最少 10 次,最多 122 次。

2. 半导体激光照射治疗　波长为 830nm 半导体激光,输出功率为 200～300mW,每周 1 次,每次 10～20min,治疗 3 个月便出现明显好转，用这样方法治疗激素也难以治愈的牛皮癣。

九、痤疮

痤疮是指毛囊、皮脂腺慢性炎症，好发于颜面、胸背部形成黑头粉刺、丘疹、脓疮、结节和囊肿等损害，多发生在青春期男女，常伴有皮脂溢出。

He-Ne 或半导体激光穴位照射治疗　激光波长 632.8～650nm，输出功率 7～10mW，每穴 3min，每日 1 次，6 次为一疗程，取穴风门、肺俞、膈俞、脾俞、胃俞和合谷，另外，还可以加上耳穴（肺穴、内分泌和皮质下）。

张育勤报道治疗 89 例痤疮，其中 58 例脓疱性痤疮患者，痊愈 53 例，无效 5 例，痊愈率 91%；31 例囊肿性患者，痊愈 27 例，无效 4 例，痊愈率 87%。一般 2～3 个疗程可愈。

十、带状疱疹

本病系水痘—带状疱疹病毒所致，目前认为该病与水痘是同一种病毒感染所致，在小儿表现为水痘，而成人则表现为带状疱疹。

神经痛是本病特点，可于发疹时或发疹前出现。疼痛沿神经区域放射，皮疹表现为沿表神经走行分布的簇集粟粒大小丘疹，迅速变成小疱，疱膜紧张发亮，中心凹陷，呈脐窝状，互不融合，病程 1～2 周。好发于春秋季，发病迅速，经过急剧。多发于肋间神经和三叉神经等处。

张艳丽等人报道，用 He-Ne 激光穴位照射治疗 40 例带状疱疹，取穴太阳、天容、足三里、阿是穴、夹脊穴等，激光输出功率 30mW，光斑直径 0.5cm，结果 40 例中，治愈 36 例（90%），而对照组（阿昔洛韦片、维生素 B、维生素 E、外用自制合霜）治疗 40 例，治愈 28 例（70%），两组治愈率经统计学分析有显著差异。

第8章　妇产科

一、慢性盆腔炎

其中包括附件炎、输卵管积水和盆腔炎性包块。附件炎则包括输卵管、卵巢附件增厚，呈索条状，伴有压痛。输卵管发炎后，伞端粘连闭锁，管壁深处浆液性潴留于管腔内，形成输卵管积水；当炎症严重时，可以蔓延到盆腔腹膜，炎性渗出物与周围组织粘连时形成盆腔包块，表现为腰骶部酸痛、下腹下坠感、月经前后及性交后痛加重，有时白带增多、月经过频、经期延长、经量过多，常有不孕。

1. He～Ne或半导体激光穴位照射治疗　激光波长632.8～650nm，输出功率5～20mW，每穴5min，每次4穴，共照20min，经后6d开始照射，15次为一疗程。取穴双子宫、中极、气海、关元，配穴：肾俞、关元俞。

北京妇产医院治疗180例慢性盆腔炎，在136例附件炎中，110例显效，显效率80.88%；炎性肿块19例，显效11例，显效率57.9%；输卵管不通25例，显效10例，显效率40%；慢性盆腔炎总显效率72.8%，症状明显好转占70%～80%，如腹胀下坠、下腹痛、白带增多。101例要求生产者，治愈22例，怀孕占31.7%。

Bykhovskii也用25mW/cm^{2}的He-Ne激光照射穴位或反射区以治疗子宫附件的炎症。一共治疗68例，病程最短5个月，最长17年。38例为慢性炎症，30例慢性炎症发作，所有病例均进行其他治疗。结果38例慢性炎症患者，治疗10次时症状加重，但一疗程结束时，子宫附件区疼痛和炎症消失的有 27 例，7 例部分疗效，发炎区缩小，触痛减轻，4 例无效。30 例慢性病急性发作有 17 例完全有效，8 例部分有效，5 例无效。随访 53 例有远期疗效，32 例不孕中有 7 例怀孕。

2. CO_2 激光扩束照射治疗 用输出功率为 20～30W 的 CO_2 激光发散光束对患者下腹部有明显压痛的部位及区域进行照射，以局部温热为适，一般经后照射，每日 1 次，每侧照射 10min，10 次为一疗程，酌情可加照腰骶部 10min，有利于腰骶部酸痛的改善。

任应鸽等人报道，用 20～40W 连续可调的 CO_2 激光，波长 10.6nm，光距 80～100cm，散焦照射面直径 10～13cm，功率密度 0.26～0.52W/cm^2，散焦照射于下腹双侧髂凹处，结果 569 例中，痊愈 483 例，总有效率 95.8%。

而 He-Ne 激光组 6mW，功率密度 2.2mW/cm^2，光斑直径对准关元、中极、双维胞穴位照射，治疗 295 例，痊愈 0 例，总有效率 12.5%。

两者激光组对比，有显著差别。

二、胎位异常

臀位阴道分娩对胎儿的危险是头位的 3～8 倍，目前多采用剖宫产分娩，一般在妊娠中期臀位比较多见，绝大多数是由于孕 32～34周前自行转成头位，妊娠后期自行转位的机会较少。为了减少臀位分娩，应于妊娠最后 2 个月，尽量采取措施，使孕妇的胎位转成头位。

He-Ne 或半导体激光穴位照射治疗　激光波长 632.8～650nm，输出功率 30mW，照射双侧至阴穴，每穴照射 3min，每日 1 次，1 周为一疗程。每次治疗前进行胎位检查，胎位纠正即停止照射。

邯郸地区医院用 30mW 的 He-Ne 激光纠正胎位异常 50 例，胎位纠正 39 例（占 78%），未纠正 11 例（占 22%）。也有报道用

5mW 的 He-Ne 激光照射至阴穴，左右各 15min，胎位纠正率可达 97.92%，明显优于胸膝卧位胎位纠正率(47.62%)。

三、痛经

妇女在月经期或月经前小腹部疼痛，常呈痉挛性，有时可发展到腰骶部，伴有恶心、呕吐，甚至头痛、腹泻、尿频等，常为原发性痛经和继发性痛经两种。

1. He-Ne 或半导体激光耳穴位照射治疗　激光波长 632.8～650nm，输出功率 2.5mW，每穴 5min，每日 1 次，取穴：子宫、交感、皮质下、神门。

2. 激光穴位照射治疗　激光治疗方法同上，取穴三阴交、关元、中枢、足三里、血海、阳陵泉等，一般用左侧，治疗 2～3 次即可见效。

四、功能性子宫出血

凡月经不正常而无妊娠、肿瘤、炎症、外伤或全身出血疾病等，而是由于神经内分泌功能失调所引起的月经紊乱和异常出血，称为功能失调性子宫出血。

1. He-Ne 或半导体激光宫颈照射　用 10～15mW 的激光宫颈部原光束照射，每日 1 次，每次 5～10min，7～10 次为一疗程。

ПaPaTyk 用 He-Ne 激光共治疗 43 例，70%病人经过 2～3 次治疗即可止血，半年到 1 年随访，治疗的 38 例中仅有 5 例 1～3 个月复发。

2. He-Ne 或半导体激光穴位照射治疗　激光波长 632.8～650nm，输出功率 8～10mW。取穴关元、肾俞、三阴交、气海、百会、命门，配穴：肝俞、脾俞、足三里，每次 4～5 穴，每穴 5min，每日 1 次，10 次为一疗程。

辽宁阜新市妇产医院赵月等人报道，用激光针灸治疗功能性子宫出血 34 例，治愈 25 例，好转 6 例，无效 3 例，总有效率

91.2%,其中排卵型宫血12例,无排卵型宫血22例。

300mW双光针激光针灸仪,取穴三阴交、血海、归来,每穴5min,每日1次,15次为一疗程。

三阴交是足三阴经的交会穴,主治三经之病;血海是足太阴脾经之穴,经血一源于先天肾,二源于后天脾胃;归来穴为足阳明胃经之穴,正位于卵巢的解剖部位,是局部取穴之意,可起到经外穴补肾的作用。

激光针灸治疗的调经作用较好,61.3%在治疗后月经基本恢复正常,但止血天数(11.5±2.64)d,所以配合用中西药治疗效果更好。

五、外阴营养不良改变(女阴白色病变)

主要为女阴慢性营养不良,皮肤瘙痒、褪色、呈白色改变,伴有萎缩、增厚、皮肤弹性降低、粗糙、硬化等。

1. *He-Ne或半导体激光扩束照射* 激光波长632.8～650nm,功率密度1～5mW/cm²,每日1次,每区照射10～15min,10次为一疗程。

四川医学院用He-Ne激光治疗158例,痊愈59例(占37.3%),显效54例(占34.2%),有效41例(占26%),无效4例(占2.5%),总有效率为71.5%。

如局部涂以光敏剂竹红菌素油剂,再用He～Ne激光局部照射则可以提高疗效,其显效率从71.5%提高到80.0%。

2. *CO_2激光扩束照射* CO_2激光功率密度为200～500mW/cm²,局部温热为宜,每日1次,每次15min,10次为一疗程。

3. *激光穴位照射治疗* 激光输出功率为1～20mW/cm²,每穴位5min,每日1次,10次为一疗程。常用穴位为三阴交、关元。

六、产后尿潴留

产后不能排尿,需插尿管解决,这占患者中的6.48%。

He-Ne 或半导体激光穴位照射治疗：激光波长 632.8～650nm，输出功率 17mW(通过光纤可达 3mW 以上)，每穴 10min，每日 1～2 次。

山东滨州医学院刘淑云报道治疗 100 例，照射一次即能排尿者 75%，3 次即全部治愈。

七、无排卵型不孕症

排卵功能障碍是女性不孕症的主要原因之一。

He-Ne 或半导体激光穴位照射治疗　激光波长 632.8～650nm，输出功率 10mW，每次 10min，每日 1 次。取穴中极、关元、子宫穴，附加子宫颈照射(隔日 1 次，共 5 次)。

黑龙江克东县妇幼保健院李玉杰治疗 50 例患者，结果 40 例(80%)出现 180 个(占 67.2%)有排卵期，妊娠 38 例(占 76%)，足月分娩 37 例(占 97.4%)，早期流产 1 例。

八、松弛宫口

人工流产时，He-Ne 或半导体激光照射，可以使宫口松弛，具有镇痛作用。

上海第一妇婴保健院共应用 155 例，其中穴位照射 146 例中，宫口松弛 126 例(86.3%)，而未照激光对照组 100 例宫口松弛 57 例(57%)，有显著性差别。10 例患者因宫口紧，手术困难，停止治疗，进行激光穴位照射后，10 例中 2 例激光照射前连探针也进不去，照射后可以从 4 号扩到 7 号，仅有酸的感觉，激光照射后病人出血少，宫口松软有韧性。

九、产后催乳

产后母乳不足的现象较普遍。

江苏扬州妇幼保健所徐翠芬报道，用 He-Ne 激光 5mW 照射双侧的少泽、乳头，配乳根或膻中穴，每穴 5min，每日 1 次，10 次为一疗程，共治疗 82 例，除 3 例自动停疗以外，其余 79 例中，经一疗程治愈 62 例，2 个疗程治愈 8 例，有效 4 例，无效 5 例，总有效率 93.7%，随访产后 4 个半月，均能坚持母乳喂养。

十、术后伤口痛

李宁等人报道，对 96 例人工流产术和因产后清宫术后疼痛患者用激光平均输出功率为 240mW 的半导体激光进行穴位照射，取穴血海、地机、三阴交和髂嵴前直下 5 横指凹陷处进行分组照射，治疗结束后，清宫术后疼痛患者获Ⅰ级镇痛的占 75%，人工流产术后疼痛患者获Ⅰ级镇痛占 86.25%，总有效率占 100%。

十一、妊娠高血压综合征

妊娠高血压综合征多发生在妊娠后期 3～4 个月，分娩期或产后 48 h 内，以高血压、水肿、蛋白尿为特征，妊娠期舒张压≥11.3kPa(85mmHg)或较前升高 2.0kPa(15mmHg)应视为异常，一般卧床、限盐，不需用抗高血压药。

西安长安区妇幼保健医院妇产科报道，治疗 30 例妊娠高血压综合征(妊高征)，其中轻度妊高征 15 例，中度妊高征 9 例，重度妊高征 6 例，其中有 2 例在先兆子痫的基础上有抽搐发作，眼球固定、瞳孔放大、牙关紧闭，继而发生口角及面部肌颤动，数秒钟发展到全身四肢强直、强烈抽动，呼吸暂停面色青紫。

治疗时除用解痉、镇静、降压以外，中药用平肝潜阳药。

激光照射穴位：曲池、列缺、三阴交、太冲，呕吐配内关，高血压配丰隆、风池，昏迷抽搐配人中、涌泉，每日 1 次，每次 10min。

治疗结果：激光组 30 例治疗后无 1 例发生先兆子痫和围生儿死亡。对照组 20 例，有 3 例发生先兆子痫，2 例发生子痫。

十二、其他外阴疾患

包括外阴神经性皮炎、外阴瘙痒症、外阴湿疹、女阴溃疡等，以上这些患者根据病史，临床症状和体征一般不难做出诊断。

1. He-Ne 或半导体激光穴位照射治疗　激光波长 632.8～650nm，输出功率 10～15mW，扩束照射，对病变部位一次或分区照射，每次 10min，每日 1 次，10 次为一疗程。除局部照射外，还可加用穴位照射，每穴 5min，选穴位：三阴交、关元、大椎、血海等，耳穴则选：肺、神门等。

北医附属一院用 He-Ne 激光治疗 44 例外阴瘙痒症，1～5 次减轻，6～10 次止痒。近期有效率为 97.7%，远期随访有效率 86.9%。

山西孟县人民医院用 30mW 的 He-Ne 激光治疗外阴溃疡 56 例，经一个疗程治疗溃疡面愈合 50 例（占 89.3%），其余 6 例经第二疗程治疗也全部愈合。

齐齐哈尔富拉基区医院用 He-Ne 激光治疗 25 例外阴湿疹，痊愈 14 例，好转 8 例，无效 3 例。

2. CO_2 激光扩束照射　激光功率密度 200～300mW/cm^2，每次照射 10min，每日 1 次，10 次为一疗程。

第9章 眼 科

一、眶上神经痛

原发性眶上神经痛的病因不十分清楚，往往认为与非特异性炎症、神经调节失常及病毒感染有关。

马瑞娟等人报道，用 He-Ne 激光，15～20mW 输出功率的激光器，激光末端输出功率为 1mW，输出功率密度为 63.7mW/cm^2，作用眶上神经孔处和太阳穴处，共治疗 69 例眶上神经痛患者，每日 1 次，每次 10min，10 次为一疗程。

治疗结果：69 例中，1 次即有 31 例疼痛减轻，5 次后增至 58 例，治疗 10 次，即达到 61 例。照射 2 个疗程，7 例有效，最后仅有 1 例无效，总有效率为 98.55%。

太阳穴是经外奇穴，能清热泻火、明目止痛，加上阿是穴（眶神经孔处）即可达到止痛的效果。

二、弱视

黑龙江佳木斯大学理学院报道，用波长为 650nm 的半导体激光，末端光光导纤维输出功率为（1.5±0.2）mW，光斑直径 2mm，照射睛明、上明、承泣等穴位，每穴 5min，能量密度 14.33J/cm^2；瞳孔照射 5min，光斑直径 24mm，能量密度 0.0091J/cm^2，每日 1 次，10 次为一疗程。连续观察 3 个疗程，共对 99 例 6～16 岁裸眼视力在 0.02～0.4 低视力弱视儿童，158 只眼进行 5、4、3、2、1 米逐米检测。结果证明弱视治疗随次数增加，疗效明显，都具有统计学意义。

三、青少年近视

尤佳报道，用 He-Ne 激光穴位照射治疗青少年近视 110 例，212 只眼睛，输出功率为 1.5～2.5mW，光斑直径 1～1.5mm，每次选取两个穴位，常取穴睛明、四白、阳白、合谷，治疗同时要改善不良读书习惯、做眼保健操。治疗后总有效率 83%。而对照组（不进行任何治疗）总有效率 36.67%，经统计学处理有显著性差异。

四、外眼的炎症

如睑缘炎、睑腺炎（麦粒肿）、睑板腺囊肿（霰粒肿）、急性泪囊炎，甚至疱疹性角膜炎也均可以应用。但应该注意弱激光的剂量和时间，还有波长，以免照射到眼底损伤眼睛，红外激光绝对不可以照射眼睛，如 CO_2 激光和半导体激光（810～830nm）。

激光局部照射和穴位照射治疗　He-Ne 激光或半导体激光（630nm）1～5mW 的功率，照射病灶处 10～15min，每日 1 次，到痊愈为止。如睑缘炎则局部照射加睛明、攒竹和瞳子髎穴，每穴 5min。扬州市医院治疗 72 例，总有效率 90%，其中显效 62 例（占 86%），好转 3 例（占 4%），无效 2 例（占 3%），中断 5 例（占 7%）；麦粒肿，局部照射加照睛明、承泣、瞳子髎、合谷等穴位，2～5 次即可治愈；霰粒肿则只用激光局部照射，而疱疹性角膜炎时用 He-Ne 激光局部照射 10～15min。254 医院治疗 15 只眼，有效率可达 60%～70%。

有关玻璃体混浊、黄斑破孔、黄斑出血、中心性浆液性视网膜病变、角膜斑翳、白斑临床也均有报道，但不普遍，这里不一一叙述。

第10章 耳鼻咽喉科

一、外耳疾患

包括外耳道炎、外耳道疖、耳软骨膜炎、外耳道湿疹。这些疾患用4～20mW的He-Ne或半导体激光局部照射，每日1次，每次10～15min，均可取得好的效果。

耳软骨膜炎，其临床分为浆液性和化脓性两种，其中浆液性是软骨膜的无菌性炎性反应，而化脓性则为细菌性感染。一般用25mW的He-Ne或半导体激光照射，每次10～15min，10次为一疗程。沈阳157医院和舟山市第三人民医院分别报道15例和35例，对积液多者则局部抽液加压，结果16～20次激光治疗后全部治愈。

二、渗出性中耳炎

鼓室内因血清渗出而积液，但黏膜无明显的炎症改变，渗出液也无炎性成分，病因主要是由于咽鼓管受刺激而使黏液腺增生和分泌增加。

激光鼓膜照射治疗：激光照射前，先行鼓膜穿刺抽净积液，咽鼓管吹张术，然后用20mW的He-Ne或半导体激光通过光导纤维插入外耳道内进行直接照射鼓膜，激光波长632.8～650nm，每日1次，每次10～15min，15次为一疗程。

安徽医学院治疗88例渗出性中耳炎，其中痊愈48例（占54.5%），好转24例（占27.3%），无效16例（占18.2%）。

三、急性化脓性中耳炎

急性化脓性中耳炎是化脓性细菌侵入鼓室所致，常见为溶血性链球菌，毒性强，对鼓室软组织和骨组织破坏比较严重，其他如金色葡萄球菌、肺炎双球菌等也常见。

He-Ne或半导体激光穴位照射治疗：激光波长632.8～650nm，输出功率7～10mW，激光照射除鼓膜局部照射外，加用听会、中渚、翳风、丘墟、侠溪、足三里等穴位，另外实证加太冲，虚证加太溪，发热加曲池，每个穴位照射2min，每日2次，以后改为每日1次，10次为一疗程。

徐州地区医院治疗63例，47例51只耳痊愈，占74.6%；13例16只耳好转，3例4只耳无效，有效率可达95.24%。

四、卡他性中耳炎

卡他性中耳炎是一种由于咽鼓管输入空气的功能发生障碍，中耳腔内空气得不到补充，逐步形成负压而得本病。其阻塞的原因可能是增殖腺肥大、肿瘤阻塞咽鼓管口引起，也可以有上呼吸道炎症而发生。

He-Ne或半导体激光局部照射和穴位照射治疗　激光波长632.8～650nm，输出功率6mW，直接照射鼓膜8～10min，如合并咽炎、鼻炎则用光导纤维照射鼻咽部5～10min，还可以加用穴位照射，如耳穴、听会或听宫、颊车、廉泉、迎香、风池、合谷等穴位3～4min，每次2～4穴，每日1次，6～12次为一疗程。

新疆伊犁哈萨克自治州人民医院用He-Ne激光治疗104例患者，其中痊愈66例(占63.46%)，显效15例(占14.42%)，改善18例(占17.231%，无效5例(占4.81%)，其中急性炎症效果较好。76例中，痊愈61例(占84.72%)。而慢性炎症28例痊愈只有5例(占17.86%)。病程愈短，效果愈好。

五、梅尼埃病（膜迷路积水）

梅尼埃病是内耳非炎性疾病，迷路水肿、血管痉挛、出血等，其病因复杂，但目前多数认为是迷路的神经-血管障碍疾病。

He-Ne 或半导体激光穴位照射治疗　激光波长 632.8～650nm，输出功率 3～4mW，每穴 5min，每日 1 次，10～15 次为一疗程。取穴内关、百会、安眠、足三里、听宫、风池、大椎。也可取穴内耳、肾、神门、皮质、心。

蔡春春报道，用 He-Ne 激光照射鼓膜 10min，再取穴风池、侠溪各 3min，每日 1 次。共治疗 39 例患者，其中治愈 36 例，显效 2 例，无效 1 例，总有效率 97%。大多数患者在治疗 1～2 日即见效，随访 4 个月～3 年无复发。

其他耳病如神经性耳聋、鼓膜炎、外耳道结核也有一定治疗效果。

如施炳培等人报道，耳聋用 830nm 的半导体激光，输出功率 0～500mW 连续可调，光斑直径 3mm，进行穴位照射，取穴为听宫、翳风为主穴，哑门和上廉泉为辅穴，共治疗 100 例耳聋患者共 200 只耳，结果显示基本治愈 19 例，总有效率可达 87%。

六、面神经麻痹（贝尔面瘫）

特发性面神经麻痹为茎乳孔内面神经非特异性炎症导致的周围性面瘫。其病因不明，可能由于风寒、病毒感染（如带状疱疹）或自主神经功能不稳等因素，引起局部神经营养血管痉挛，导致面神经缺血水肿，而骨性面神经管狭窄使面神经受压所致。

1. He-Ne 或半导体激光穴位照射治疗　激光波长 632.8～650nm，输出功率为 1.5～8mW，每穴照射 5min，每日 1 次，10 次为一疗程。皱纹消失可照射阳白穴，眼裂扩大可照射四白穴，口角㖞斜可照射地仓穴，不能耸鼻照射迎香穴。

安徽合肥第三人民医院治疗 66 例面神经麻痹，其中贝尔麻痹

60例，痊愈49例，好转15例，无效2例。

赵伟等人用He-Ne激光4～8mW，每穴10min，共治疗56例，其中治愈48例(85.7%)，显效6例(10.7%)好转1例(1.8%)，无效1例(1.8%)。

2. 半导体激光治疗 砷化镓半导体激光，平均功率10mW，最大的脉冲长度200ms，可照射10～15min，10次为一疗程，照射面神经末梢支的总干和其分支出口点，也可进行穴位照射，方法同He-Ne激光穴位照射。

也可以用810nm的红外半导体激光按上述方法照射，其输出功率为250～350mW，每穴3min，每次选穴3～5个，10次为一疗程。

3. 包头市第三医院赵伟等人报道 用He-Ne激光＋电针治疗面瘫56例，激光治疗分两组，第一组主穴取下关、攒竹、丝竹空、颊车、地仓，配以合谷、风池、四白。

第二组主穴为翳风：可疏散风邪止痛，阳白、鱼腰、地仓、颊车，配以太冲、太阳、巨髎、承浆。

两组交替使用，每次3～4穴，每穴10min，He-Ne激光输出功率为4～8mW，光斑直径1.5～2mm，10次为一疗程。

治疗结果：56例治疗1～3个疗程，其中治愈48例，占85.7%；显效6例，占10.7%；好转1例，占1.8%，无效1例，占1.8%，总有效率为98%。

七、阵发性面肌痉挛

阵发性面肌痉挛属中医“面瞤”范畴，多因气血亏虚、肝风内动或风寒袭络所致，现代医学认为由于面神经的异位兴奋或伪突触传导引起的面部肌肉的抽动。常用镇静和神经营养药，但效果不明显。

吉林大学第一医院相国晶等人报道，共治疗120例阵发性面肌痉挛，其中激光穴位照射组40例，针刺组40例，药物组40例。

治疗组取穴，以眼睑眼痉挛为主，取穴阳白、太阳、四白；以颧面肌痉挛为主，取穴颊车、地仓、承浆；全面肌痉挛，则从以上穴位中取相应穴，每次照射 4～7 个。激光器为 He-Ne 激光，输出功率 30mW，每个穴位照射 5～10min。每日 1 次，10 次为一疗程。

两针刺取穴与治疗组相同，药物组则用苯妥英钠或卡马西平和维生素 B_1、B_6、B_{12} 等药物。治疗结果见表 10-1。

表 10-1　三组疗效比较

组别	例数	痊愈 例(%)	显效 例(%)	有效 例(%)	无效 例(%)	愈显率 例(%)	总有效率 例(%)
治疗组	40	31(77.5)	4(10)	4(10)	1(2.5)	87.5	97.5
针刺组	40	12(30.0)	8(20)	16(40)	4(10)	50.0	90.0
药物组	40	7(17.5)	6(15)	13(32.5)	14(35)	32.5	65.0

治疗组与针刺组的总有效率与药物组比较，有显著性差异（$P<0.05$），治疗组的愈显率与针刺组比较有显著性差异（$P<0.05$）。

因此，治疗组愈显率及总有效率均优于针刺组，而针刺组则优于药物组。

取穴是根据辨证取穴以手足阳明和少阳、厥阴经中面神经走行周围之穴位进行激光照射治疗，可以达到疏通经络，散寒舒筋、调和气血阴阳，使静脉气血畅达经筋得养而痉挛自愈。

八、鼻咽喉部炎症

包括鼻前庭炎、鼻疖、扁桃腺炎、咽峡炎和喉炎。激光治疗可以促进炎症吸收快，疗效好。

He-Ne 或半导体激光局部照射和穴位照射治疗　激光波长 632.8～650nm，输出功率 3～20mW，照射 10～15min，每日 1 次。

鼻前庭炎、鼻疖一般治疗3～4次即可痊愈；扁桃体炎经激光照射后炎症明显减轻。EПαHUEлaнgeв对10例扁桃体炎一侧激光照射，一侧不照激光，每日1次，每次5min，5d后进行切除，病理证实照射得比未照射的轻。клеменмьеBa治疗陷凹性滤泡性咽峡炎，可观察到明显止痛效果，可以缩短疗程，减轻中毒症状。对慢性喉炎，(其中包括声带小结和炎症、息肉)的激光治疗，常局部穴位照射廉泉(主治哑和失声)和增音穴(甲状软骨凹陷处，主治失声和哑)。武汉医学院治疗声带小结的有效率可达96.77%。北京西苑中医医院治疗声带息肉和息肉样变125例，其有效率可达92.63%。

王连芬报道，用激光针灸治疗慢性鼻炎，在鼻两侧迎香穴上轻压，He-Ne激光2mW共治疗90例，总有效率96%，而口服鼻炎康片的对照组其治疗总有效率仅有77.5%，经统计学处理，$P<0.01$，有显著性差异。

九、过敏性鼻炎

多见于年轻人，致病源包括室内尘土、羽毛、细菌、花粉等，主要病理改变为鼻黏膜水肿和嗜酸性粒细胞浸润。

He-Ne或半导体激光穴位照射治疗　激光波长632.8～650nm，输出功率1.5～6mW，鼻腔照射，每穴5min，可加迎香、印堂穴。

天津中医学院用40mW的He-Ne激光治疗210例患者，其中98例痊愈，基本控制53例，有效59例，总有效率为100%。其中40例1个疗程治愈，58例2个疗程治愈。

上海静安中心医院王颖报道，用半导体激光，激光波长801nm，输出功率300mW，分别照射对侧鼻翼和迎香穴，每穴照射5min，5d为一疗程，共治疗300例。治疗期间停用全部药物，经观察3个月，显效223例(占74.3%)，有效54例(占18%)，总有效率为92.3%。

十、失嗅症

多由于各类鼻炎、鼻窦炎和感冒等诱发嗅觉功能障碍。

He-Ne或半导体激光穴位照射治疗　激光波长632.8～650nm，输出功率5mW，每穴5min，每日1次，10次为一疗程。取穴迎香、上星、素髎、内鼻通和列缺穴。

乔玉珍治疗100例嗅觉不灵58例，失嗅42例，结果：显效率83例，好转13例，无效4例。

第 11 章　口腔科

一、颞下颌关节紊乱综合征

其病因复杂，如神经性因素、牙颌关节紊乱、过分张口、直接外伤等因素使关节、肌肉、韧带平衡失调。目前认为与局部肌肉痉挛、炎症、以咬合不协调有关。

1. He-Ne 或半导体激光穴位照射治疗　激光波长 632.8～650nm，输出功率≥25mW，每穴 6min，每日 1 次，6 次为一疗程。取穴颊车、下关、翳风等穴位。

张丕勋报道，用 He-Ne 激光穴位照射治疗颞颌关节紊乱综合征 30 例，临床报告，输出功率≥25mW，光斑直径 1cm，取穴：颊车、下关、翳风，每穴 6min，照射功率 9mW，每日 1 次，6 次为一疗程。

治疗结果：治愈 20 例（占 67%），显效 7 例（占 23%），好转 2 例（占 6%），无效 1 例，总有效率 97%。

颊车：有开关、利机、活络止痛、消肿功能；

下关：有疏风消热、通关利窍功能；

翳风：有散风活络、聪耳启闭功能。

邢平将特制激光针刺入下关穴，经提插捻转得气后将激光束导入激光针照射，46 例患者，痊愈 39 例，显效 5 例，好转 2 例。而对照组 15 例（口服非普拉宗胶囊）痊愈 8 例，显效 2 例，好转 3 例，无效 2 例。

2. 810nm 的半导体激光照射穴位治疗　听宫、下关、颊车和阿是穴为主穴，配合取穴三阴交、合谷、太冲穴。

3. CO_2 激光扩束治疗　照射茎乳孔处，功率密度 200～300mW/cm^2，每日 1 次，每次 10min，10 次为一疗程。

杨蓉等人报道，用微波、超短波、工频磁疗和激光治疗颞颌关节紊乱。

激光输出功率 80～160mW，光束 3mm，半导体激光波长 810nm，照射穴位听宫、下关、颊车和阿是穴，辅以三阴交、合谷、太冲穴，结果激光组痊愈率 49.12%，总有效率为 96.49%，明显高于其他三组（$P<0.05$）。

二、外伤性咀嚼肌痉挛

据金昌市第一人民医院葛优生报道，用 He-Ne 激光穴位照射治疗外伤性咀嚼肌痉挛 50 例，其中 31 例单独用 He-Ne 激光照射，输出功率 10mW，光斑 3mm，照射穴位为下关穴、阿是穴（疼痛敏感点）乙状切迹中点，每日 1 次，每次 10min，另外，19 例用综合治疗，除激光外，加以局部封闭，中药热敷、针灸、抗炎等。两组总有效率均为 100%。

三、复发性口疮

复发性口疮又叫阿弗他口腔溃疡，是口腔黏膜病中最常见的溃疡性损害，具有周期性发作的规律，好发于唇、颊、舌、软腭等处。

He-Ne 或半导体激光局部照射治疗：激光波长 632.8～650nm，输出功率 5～25mW，每日 1 次，具有消炎止痛，促进黏膜生长和组织修复的作用。

第四军医大学、北医三院等均能证实激光治疗效果，其痊愈率可达 42%，有效率达 80% 以上。山东淄博市周村人民医院治疗 233 例，一次痛减轻，1 周治愈 165 例，好转 68 例，总有效率 100%。

俄罗斯也多次报道，He-Ne 激光治疗口腔溃疡时即时止痛，其复发率也明显减少。

四、口腔黏膜炎症

其中包括牙周膜炎、牙龈炎、冠周炎、唇炎等，这些大多由于细菌感染所致。

He-Ne 或半导体激光病灶区照射治疗　激光波长 632.8～650nm，输出功率 5～20mW，每次照射 10～15min，一般治疗 4～5 次，疼痛和炎症可以减轻或消除。

Askarova 用激光治疗 60 例牙周炎，照射牙龈前表面，每日 1 次，每处 5min，10 次为一疗程。治疗后牙变得牢固了，对一级活动牙疗效好，二级活动牙较差，所有病人咬压增加，主要病理牙龈袋中微生物含量减少，白细胞的吞噬能力增加。

西安第四军医大学治疗 10 例腺样唇炎，其中 3 例痊愈，5 例改善，2 例干裂无改变。

五、干槽症

实际上是骨创伤感染，多发生于下颌智齿阻生牙拔除之后，拔牙后血凝块脱落或血凝块感染，造成牙槽空虚，骨质表面炎症。

He-Ne 或半导体激光局部照射治疗　激光波长 632.8～650nm，输出功率 3～4mW，每日 1 次，每次 10～15min，照射 3 次即可使疼痛消除，伤口肉芽生长迅速。

六、扁平苔藓和口腔黏膜白斑

扁平苔藓是口腔黏膜的慢性表浅性的非感染性炎症，是一种原因不明的慢性潜在炎症的角化病变，黏膜充血、病变区出现糜烂或水疱，黏膜白斑是白色皱纸状、疣状或颗粒状，一般认为是癌前的病变。目前认为可能和自身免疫和精神因素有关的疾病，两者均多发生在颊黏膜，也可发生在舌、唇、腭等部位。

He-Ne 或半导体激光病灶区照射治疗　激光波长 632.8～

650nm，功率密度 50mW/cm^2，可以作为辅助治疗，每日 1 次，每次 10min，10 次为一疗程。黏膜白斑最好用高功率激光去除之。

大同市第五人民医院用 830nm 的半导体激光导光棒，输出功率 240～320mW，每次 5～10min，每日 1 次，5～8 次为一疗程。治疗糜烂型扁平苔藓 6 例，其中显效 3 例，有效 2 例，无效 1 例。

附录 A　低频电疗法

一、定义

医学上把 1 000Hz 以下的脉冲电流称作低频电流，利用低频电流来治病的方法，称为低频电疗法。

二、低频电疗法的特点

1. 均为低频小电流，从数毫安到数十毫安，低电压，＜100V。

2. 电流无明显的电解作用，甚至无电解作用，这点有别于直流电。

3. 对感觉神经和运动神经都有明显刺激作用。

(1)对运动神经：1～10Hz 频率可引起肌肉的单个收缩；20～30Hz 频率可引起肌肉的不完全强直收缩；40～50Hz 频率可引起肌肉的完全性强直收缩，强直性收缩力量比单个收缩力量大 4 倍。

(2)对感觉神经：50Hz 以上可以引起明显的震颤感；100Hz 左右频率可以产生镇痛和镇静中枢神经的作用。

(3)对自主神经：1～10Hz 的频率可以兴奋交感神经；10～50Hz 的频率可以兴奋迷走神经。

所以，低频电疗的重要作用之一是兴奋神经肌肉组织，而频率＜1 000Hz，间隔＞1ms 的刺激才能引起运动反应。

4. 无明显的热作用。

三、低频电流的分类

1. 按波形分　包括三角波、方形波、梯形波、正弦波等(图 A-1)。

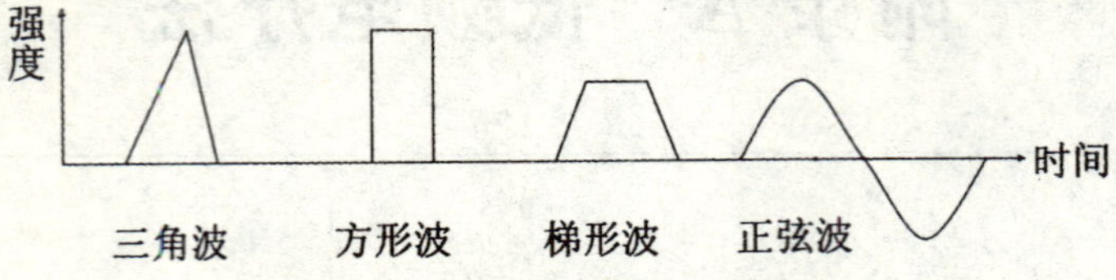

图 A-1　低频电流的一些类型

2. 按有无调制　可分为调制型和非调制型。而脉冲电流可以被调制,常见有波幅调制、相位调制、波宽调制、频率调制(图 A-2)。

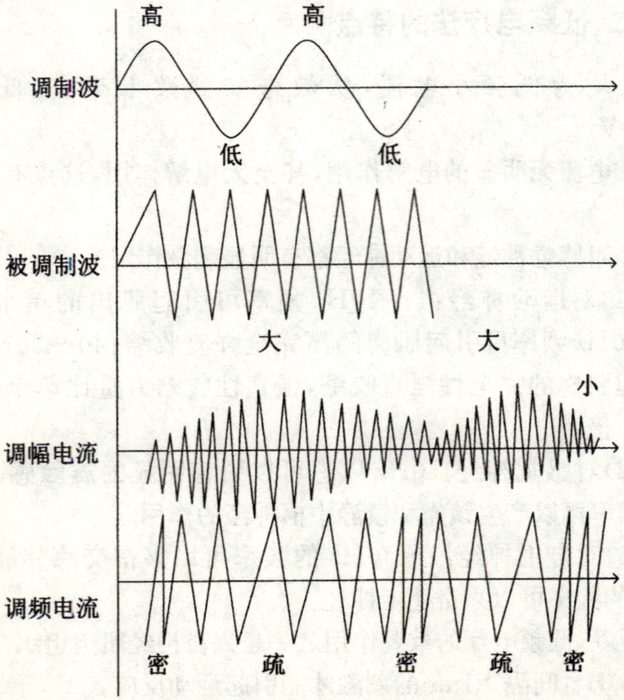

图 A-2　调制型低频电

3. *按电流方向*　可分为单向和双向，双向又可分为对称双向波和不对称双向波。

血易通激光治疗仪的低频脉冲电流采用的双向对称的方形波(图 A-3)。

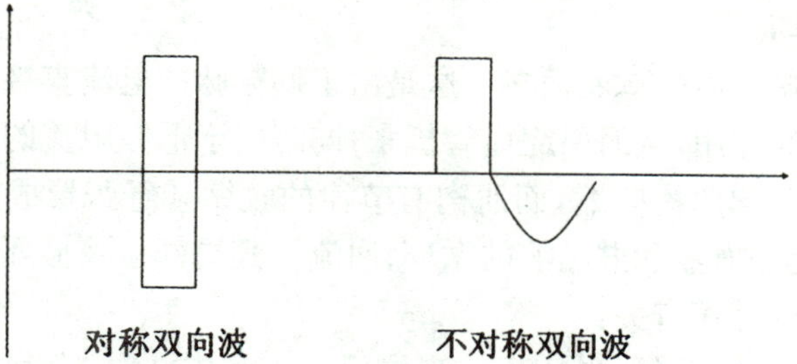

图 A-3　双向电流

四、低频电流对人体作用及临床意义

低频电流对人体的作用是兴奋神经肌肉组织，改善局部血循环，消炎镇痛，促进伤口愈合，镇静催眠和促进骨折愈合。

1. *兴奋神经肌肉组织*　不断变化电流的低频电才能引起神经肌肉组织的兴奋。人体细胞组织受到电流刺激后，产生离子通透性的改变，使膜内外极性发生变化，由极化变为除极化后又逐渐恢复到极化，膜的这种快速电位变化，称为动作电位。正常神经细胞要求电刺激在 1ms 内达到阈值，便可促发动作电位，而骨骼肌肉细胞为 35ms，因此对不同组织或组织不同状态(生理或病理)所需要的电刺激参数是不同的。一个区域内可产生的动作电位可激发邻近细胞膜的除极，从而产生新的动作电位，如此下去动作电位便得以传导，即兴奋性的传导。在神经纤维中，有髓神经兴奋性的传导快于无髓神经，粗纤维的传导快于细纤维的传导。在正常神经支配的肌肉中，电刺激主要兴奋神经纤维，随后兴奋经过神经-肌肉接头传到肌肉从而引起肌肉收缩。故临床应用上，对脑瘫引起的上下肢肌肉瘫痪-肌肉萎缩或面神经麻痹、正中神经麻痹等引起的肌肉萎缩，均可以用低频电流治疗，促进神经兴奋，促进瘫痪肢体的恢复，延迟肌肉萎缩和变性的发展，促进功能恢复，特别是增加和维持关节的活动度，也防止肌肉脱水而引起的电解质和酶系统的破坏。

2. 促进局部血液循环　这是由于低频脉冲电流直接刺激血管舒缩神经作用，从而引起血管扩张，同时由于低频电流的运动神经的刺激引起肌肉收缩，而肌肉有节律的收缩和舒张形成“泵”的作用，也促进血液和淋巴液的循环、回流。其局部血液循环改善的途径与下列因素有关：

(1)轴突反射：当低频电流作用于人体皮肤时，电刺激经传入神经至脊髓后角，兴奋传出神经，使皮肤的小动脉扩张，皮肤则出现弥漫性充血、发红。

(2)三联反应：①低频电流直接刺激，引起小动脉扩张；②通过轴突反射，反射性引起小动脉扩张；③低频电流刺激皮肤后能释放出组胺，使毛细血管扩张，这出现治疗后稍长时间的皮肤充血反应。

(3)低频电流刺激肌肉产生节律性收缩，其活动后的代谢产物如乳酸、ADP、ATP 等，均能使血管发生强烈的扩张作用，改善肌肉组织的供血。

(4)低频电流刺激神经(尤其是感觉神经)，使之释放出小量的 P 物质和乙酰胆碱等，引起血管扩张反应。

(5)自主神经作用：低频电流刺激交感神经，抑制交感神经而引起血管扩张，如间动电作用颈交感神经节，可使前臂皮肤血管扩张，低频电流作用颈交感神经节可使血压下降。1～10Hz 的频率可以兴奋交感神经；10～50Hz 的频率可以兴奋迷走神经。

3. 消炎镇痛作用　低频电流的镇痛可以产生明显的效果，其作用的机制有以下几种解释：

(1)闸门控制系统：20 世纪 60 年代 Melzack 和 Wall 提出闸

门控制学说，该学说认为脊髓背角胶质区（SG）神经元引起关键的闸门作用，节段性调制的神经网络由初级传入纤维A和C、背角神经元（T细胞）、胶质区抑制性中间神经元（SG细胞）组成。A和C传入均能活化T细胞，而对SG细胞的作用则相反，A传入兴奋SG细胞，C传入抑制SG细胞，而SG抑制T细胞，所以当损伤性刺激兴奋C纤维时，SG细胞抑制，T细胞抑制解除，闸门打开；当低频电刺激兴奋A纤维（粗纤维）时，SG细胞兴奋，加强了SG对T细胞的抑制，从而关闭闸门，减少或阻止伤害性信息向高位中枢传递，而缓解疼痛或镇痛。这一学说得到大量的实验和临床资料加以证明（图A-4）。

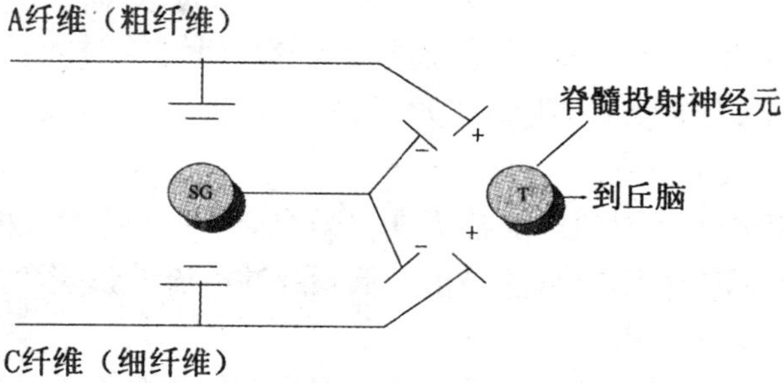

图A-4 闸门学说示意图

（2）r-氨基丁酸（GABA）能神经元的调制作用：由于低频脉冲治疗时，GABA神经元兴奋，GABA受体被激活，关闭Ca^{2+}通道，使C传入纤维的信息传递受抑制。

（3）阿片肽能神经元的调制作用：SG有大量脑啡钛能和强啡肽能中间神经元及阿片受体存在，并和伤害性传入C纤维的分布高峰重叠。阿片肽通过关闭Ca^{2+}通道，对C纤维产生突触前抑制，组织P物质和谷氨酸的释放，抑制痛敏神经元的活动，抑制伤害性刺激从初级神经元向二级神经元的传导，通过增加背角神经元的K^{+}电导，使膜超极化，产生触突后抑制。

除以上的闸的控制学说以外，尚有以下假说：

(4)皮质干扰假说：该假说认为进行低频电治疗时，电刺激冲动和疼痛冲动同时传入皮质感觉区，在此发生干扰，从而减弱或掩盖了痛觉。

(5)掩盖效应假说：一定频率的低中频电流可以引起舒适的震颤感和肌肉颤动，使 AB 纤维（粗纤维）兴奋，产生掩盖效应，达到止痛目的。

(6)体液机制：当低频脉冲电流作用于人体时，人体神经系统可释放出内源性吗啡样物质（脑啡肽、内啡肽），而且还可以使脑中 5-HT 浓度增高，使脑中的 GABA 含量升高，从而参与电刺激的镇痛机制。

脑啡肽可镇痛 3～4min，而内啡肽则可持续 3～4h。低频电流的频率为 1～4Hz 时，其镇痛效果较慢，但维持时间长，当频率增高到 30Hz 或更高，则镇痛效果快，但持续效果短，故两种频率混合治疗效果更好。

低频治疗法对急性炎症无明显效果，但对非特异性的慢性炎症，则有一定治疗效果，这是由于低频脉冲电流的镇痛和血液循环改善的综合治疗效果。

4. 镇静催眠作用　这是由于电流的重复单调刺激引起大脑皮质的泛化性抑制，电流抑制了网状结构中的觉醒中枢。

5. 促进骨折愈合和伤口愈合　这主要是利用低频电疗中的经皮电刺激神经疗法（TENS）和高压脉冲疗法（HVPS）

(1) TENS：使用的频率为 1～150Hz 可调，波宽为 0.04～0.3ms 可调，其作用对各种疼痛止痛效果好，如术后切口痛，骨科疼痛（踝关节扭伤、肩周炎、腰肋扭伤等），妇产科痛（产后腰痛、痛经），颌面部疼痛（牙痛），内脏痛（胆绞痛、肾痛），神经痛（三叉神经痛、疱疹后神经痛），头痛等。除疼痛以外，还可以促进骨折伤口愈合，特别对病情稳定的心绞痛的治疗，可以减少心绞痛发作次数，减少对硝酸甘油的依赖，改善心脏功能。

(2)HVPC 其特点是电压高，电流峰值电压为 500V，峰值电流可达2 000～2 500mA，脉冲宽度为5～65μs，脉冲频率1～150Hz。它主要是促进皮肤伤口愈合（如糖尿病性皮肤溃疡等、急性表浅性疼痛），对冻疮血栓性脉管炎的效果也很好。

五、低频脉冲电流的治疗方法

1. 局部治疗

（1）痛点治疗：将电极放置痛点处，另一电极放在病变附近。

（2）沿血管或神经干治疗：一电极放置患部，另一电极则放置血管或神经干走行方向。

（3）交感神经节或神经根治疗：将电极放置神经干或神经根的投影区处。

（4）肌肉刺激：放于肌肉的起点和止点处，或肌腹两侧。

2. 反射区治疗　在皮肤刺激某一区域，可引起内脏的反应，以达到治疗的目的，这治疗称为皮肤内脏反射疗法。

（1）每一段脊髓发出的脊神经根都管理一段范围的皮肤、肌肉和内脏，每节段的感觉神经纤维所支配的皮肤区域称为一个皮节，现将其皮节分布和体表标志列举如表A-1。

表A-1　脊髓皮节的体表分布

枕部	C2	乳头	T4	前中股	L2
颈部	C3	肋下缘	T6	膝	L4-5
肩	C4-5	上腹	T7-8	小腿内侧	L4
拇指	C6	中腹	T9-10	小腿外侧	L5
示指	C7	脐	T10	后踵	S1
中指	C8	下腹	T11-12	外生殖器	S4
小指	T1	腹股沟	L1	肛门	S4
胸骨角	T2	前上股	L1		

注：T1-5是胸内器官有关的重要皮节，T6、7、8是腹部脏器有关的重要皮节

(2)内脏的神经支配：主要是自主神经(交感和副交感神经)作为传出神经纤维和传入神经纤维(表 A-2)。

表 A-2 内脏的自主神经支配

心	T1-5	肝、胆、腹、胃	T6-9	肾	T11-L2
支气管、肺	T1-5	小肠	T11-L2	膀胱	L1-3，S2-4
输尿管	L1-L2	直肠	L1-3，S2-4		
子宫	L1-3，S2-4	结肠	T11-L2		

注：C. 代表颈椎；T. 代表胸椎；L. 代表腰椎；S. 代表骶椎

(3)皮肤和内脏的神经联系：皮肤的感觉神经纤维和内脏的自主神经在同一脊髓段内发生联系，所以内脏病变可以反映到皮肤，如疼痛过敏等。皮肤变化也可以影响到内脏，低频电疗可以使皮肤温度上升，同样可以引起节段内的血管扩张，故可以通过皮肤来达到治疗内脏疾患。如心脏的皮肤内脏反映区主要在 T3 区和 T5 区之间；胃的皮肤内脏反映区主要在 T3 区和 T9 区之间；肾的皮肤内脏反映区主要在 T10 区和 T12 区之间；肝胆的皮肤内脏反映区主要在 T8 区和 T10 区之间。

所以我们用低频脉冲电治疗时，可将电极分别放在相应部位。

3. *经络穴位治疗* 是将 1～1 000Hz 电流应用于经络带或穴位的治疗方法。中医经络在人体形成气血流动的网络，气血的阻断引起疼痛或疾病，气血的流动可以通过沿穴位的低频电疗法达到治疗目的。

据传统医学“虚为不足”“实为有余”“虚则补之，实则泻之”的理论，在应用经穴低频电疗时，即兴奋性降低、麻痹等疾病时，宜用“补”，或称为兴奋的方法；对兴奋性增高、过敏、亢进等疾患，宜用“泻”，或称为镇静的方法。结合低频电疗进行“补”或“泻”时，应注意以下的问题：

(1)刺激剂量：弱刺激为“补”，超强刺激为“泻”。

(2)刺激时间:短时间为“补”,长时间为“泻”,短时间是指5～15min,长时间是指16～30min。

(3)电极极性:阴极为“补”,阳极为“泻”,因低频电阴极有兴奋作用,阳极有镇静作用。

(4)电流方向:随经为“补”,迎经为“泻”。把低频电流的流向定为从阳极到阴极。

(5)脉冲频率:频率低为“补”,频率高为“泻”,因不同频率的电流对感觉神经刺激不同,频率500Hz以上刺激作用较弱,10～200Hz刺激作用则较强。

六、低频脉冲电疗的适应证

由于低频电疗对神经肌肉的兴奋作用、镇痛作用、改善血液循环作用和镇静催眠作用,所以它的适应证范围很广泛。

1. *废用性肌萎缩* 脑血管病后的肌肉萎缩、偏瘫、单瘫、截瘫和四肢瘫,周围神经病变引起的面神经麻痹、坐骨神经痛引起肌肉萎缩、胫腓神经麻痹等。

2. *防止肌肉和周围组织粘连*

3. *疼痛疾患* 枕大神经痛、三叉神经痛、肋间神经痛、耳大神经痛、神经根炎、坐骨神经痛等。

4. *慢性非特异性炎症* 肩周炎、退行性骨性关节炎、风湿性关节炎、肱二头肌腱鞘炎、颞颌关节功能紊乱、颈椎病、腰椎间盘脱出症等。

5. *肌肉损伤和术后* 如挫伤、扭伤、骨折后遗症、腰肌劳损。

6. *镇静作用* 如神经衰弱、失眠症。

7. *帕金森病* 老年血管性痴呆、认识障碍等。

8. *血液循环不良性疾患* 如Raynand综合征。

七、低频电疗的禁忌证

1. 带有心脏起搏器患者。

2. 避免将电极放置于颈动脉窦处。

3. 皮肤有损伤或局部病变者，如湿疹等。

4. 脑血管急性发作期者。

5. 癫痫患者。

6. 对电流过敏或不能对电流耐受者。

7. 严重心力衰竭或心律失常者。

8. 全身肿瘤转移者。

9. 有出血倾向性疾患。

附录 B 常用穴位简介

一、高脂血症

［内关穴］ 掌侧腕横纹上 2 寸，两筋之间（图 1）。

［足三里穴］ 膝盖下 3 寸，胫骨外一横指（图 1）。

［三阴交穴］ 内踝上 3 寸，胫骨后缘（图 2）。

二、高黏血症

［扶突穴］ 喉结旁开 3 寸在胸锁乳头肌的胸骨头与锁骨头之间（图 3）。

三、失眠症

［安眠穴］ 风池穴与翳风连线中点乳突后下缘（图 4）。

［神门穴］ 腕掌侧横纹尺侧端，尺侧腕屈肌腱的桡侧凹陷处（图 4）。

［三阴交穴］ 内踝上 3 寸，胫骨后缘(图 2)。

［风池穴］ 项后两侧枕骨下方，胸锁乳头肌与斜方肌之间凹陷中（图 4）。

［太阳穴］ 眉梢与外眼角连线中点向后约 1 寸凹陷处（图 4）。

四、轻度认知障碍(MCI)——健忘症

［神门穴］ 见③失眠症（图 4）。

［三阴交］ 见①高脂血症（图 2）。

［足三里］ 见①高脂血症（图 1）。

［心俞］ 在背部第 5 胸椎棘突下，旁开 1.5 寸（图 5）。

［肾俞］ 在第 2 腰椎棘突下，旁开 1.5 寸（图 5）。

五、阿尔茨海默病（AD）

［百会穴］ 后发际直上 7 寸（图 6）。

［大椎穴］ 第 7 颈椎棘突下（图 7）。

六、帕金森病（PD）

［肝俞］ 在背部第 9 胸椎棘突下，旁开 1.5 寸（图 5）。

［肾俞］ 见④轻度认知障碍（图 5）。

［脾俞］ 在背部第 11 胸椎棘突下，旁开 1.5 寸（图 5）。

［合谷穴］ 在手指第 1、2 掌骨之间，稍近示指侧（图 8）。

［阳陵泉穴］ 在小腿外侧的上部，腓骨小头前下方的凹陷中（图 9）。

［丰隆穴］ 在外踝尖上 8 寸，条口穴外 1 寸（图 1）。

［足三里穴］ 见①高脂血症（图 1）。

［委中穴］ 腘窝横纹中点（图 10）。

［曲泽穴］ 在肘横纹中，肱二头肌腱尺侧缘（图 11）。

七、偏头痛

［风池穴］ 见③失眠症（图 4）。

［列缺穴］ 桡骨茎突上方，腕横纹上 1.5 寸（图 12）。

［扶突穴］ 见②高黏血症（图 3）。

［太阳穴］ 见③失眠症（图 4）。

八、脑血管意外后遗症

1. 语言障碍

［廉泉穴］ 颈正中舌骨体上缘凹陷中（图 13）。

[哑门穴] 项后正中,第 1 颈椎与第 2 颈椎棘突之间(图 14)。

2. 上肢活动障碍

[大椎穴] 见⑤阿尔茨海默病(图 7)。

[身柱穴] 第 3、4 胸椎棘突之间(图 14)。

[曲池穴] 屈肘成直角,此穴在肘横纹头与外侧高骨之间的中点(图 15)。

[合谷穴] 见⑥帕金森病(图 8)。

[外关穴] 腕背横纹上 2 寸,桡骨与尺骨之间(图 15)。

3. 下肢活动障碍

[环跳穴] 侧卧屈膝,股骨大转子高点与骶骨裂孔连线外1/3与内 1/3 交点处(图 16)。

[风市穴] 大腿外侧正中,横纹水平线上 7 寸(图 17)。

[足三里穴] 见①高脂血症(图 1)。

[解溪穴] 足背踝关节前横纹中央与外踝尖平齐,两肌腱之间凹陷中(图 17)。

[悬钟穴] 小腿外侧,足外踝尖上 3 寸,腓骨前缘处(图 17)。

对口、眼㖞斜者可加地仓、颊车、迎香、下关、四白、阳白等穴。

对大小便失禁者可加关元、气海、中极、三阴交、大肠俞等穴。

九、高血压

[曲池穴] 见⑧脑血管意外后遗症(图 15)。

[血压点] 第 6 颈椎棘突下旁开 2 寸处取穴(图 18)。

[涌泉穴] 足底前 1/3 与中 1/3 连接处,足心中央前部凹陷处,第 23 跖骨之间(图 18)。

[内关穴] 见①高脂血症(图 1)。

十、冠心病

[内关穴] 见①高脂血症(图 1)。

[心俞穴] 见④轻度认知障碍(图 5)。

[厥阴穴] 平第 4 胸椎棘突下旁开 1.5 寸处(图 5)。

[膻中穴] 前正中线平第 4 肋间 (图 19)。

十一、支气管哮喘

[肺俞穴] 平第 3 胸椎棘突下旁开 1.5 寸 (图 5)。

[天突穴] 在胸骨柄半月状切迹中央上缘的凹陷处(图 19)。

[膻中穴] 见⑩冠心病 (图 19)。

[定喘穴] 平第 7 颈椎棘突下旁开 0.5 寸处(图 5)。

十二、糖尿病

[胰俞穴] 平第 8 胸椎棘突下旁开 1.5 寸处 (图 5)。

[八椎下] 第 8 胸椎棘突下取穴 (图 5)。

[脾俞穴] 平第 11 胸椎棘突下旁开 1.5 寸处(图 5)。

[肾俞穴] 平第 2 腰椎棘突下旁开 1.5 寸处 (图 5)。

十三、卒中后抑郁症

[百会穴] 后发际正中直上 7 寸 (图 20)。

[神庭穴] 前发际正中直上 1 寸(图 20)。

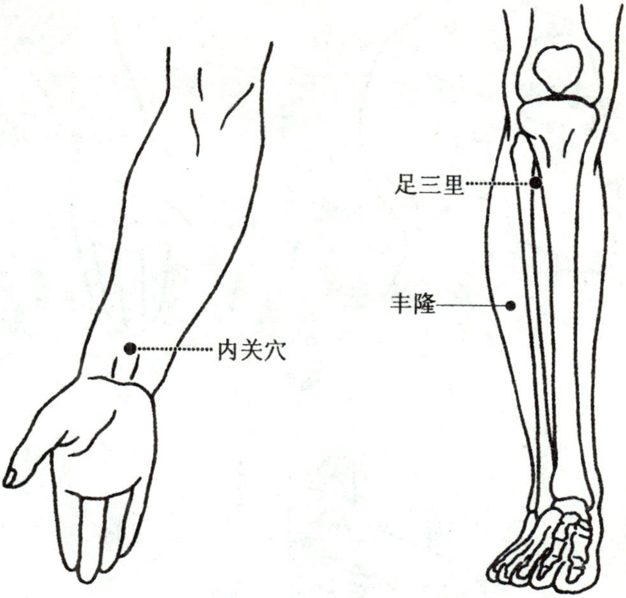

图1

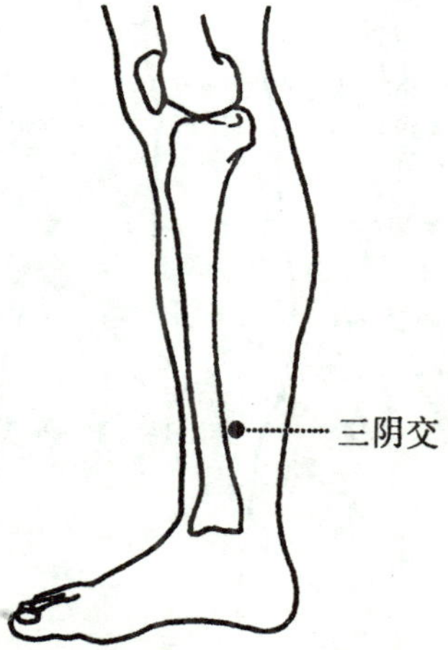

图2

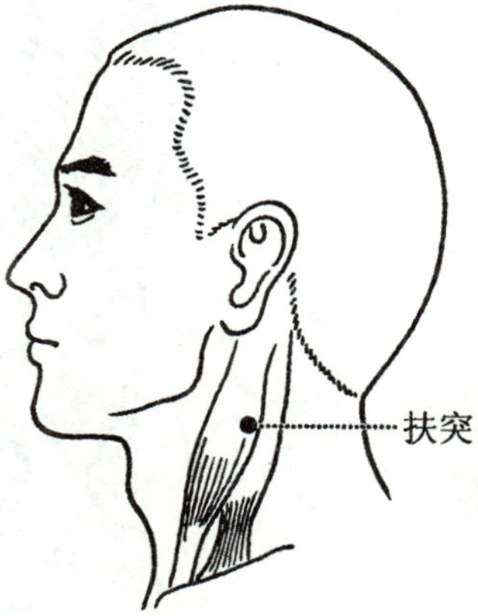

图3

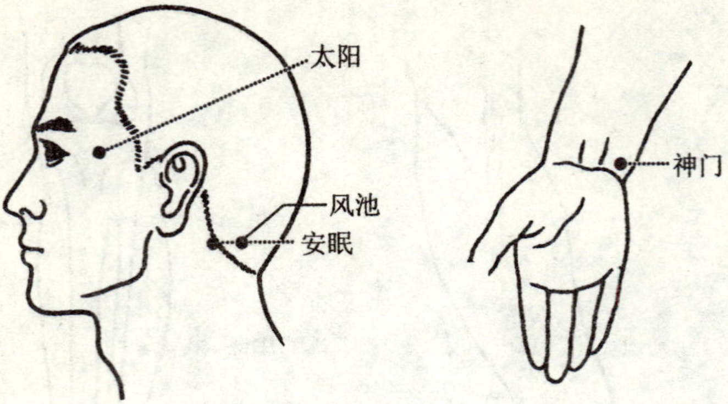

图 4

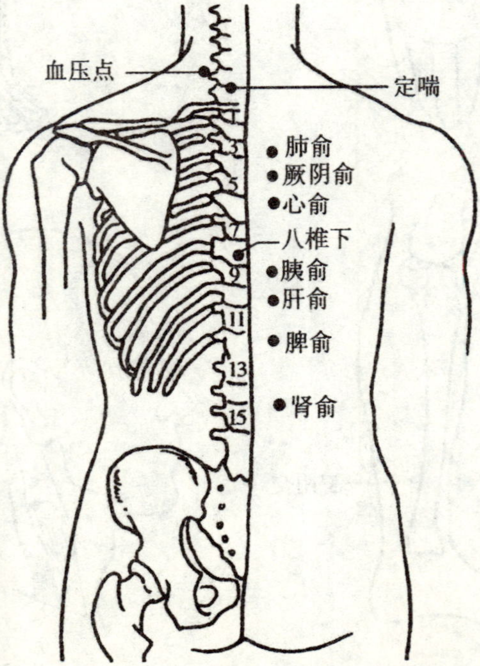

图 5

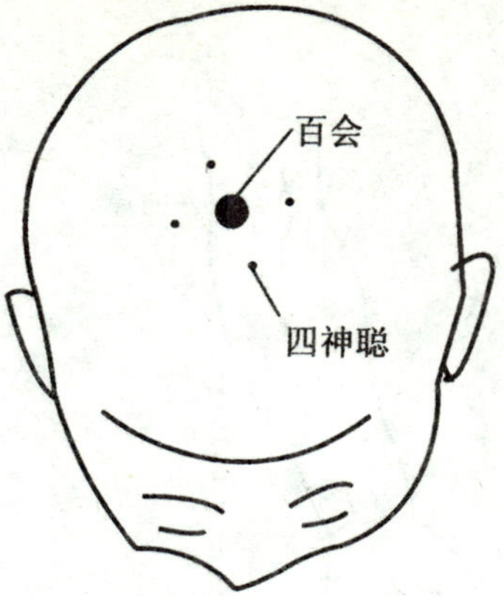

图 6

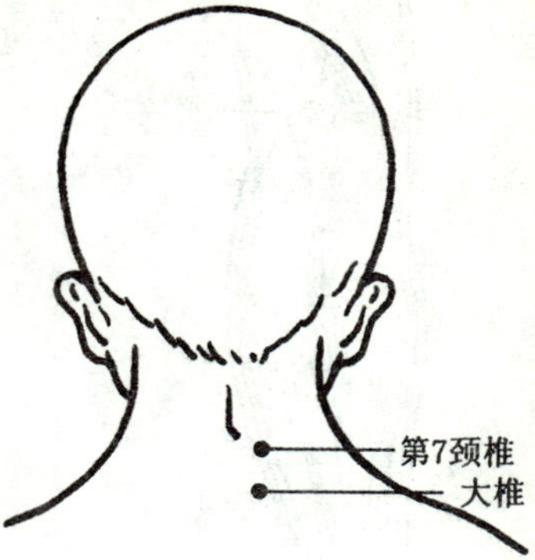

图 7

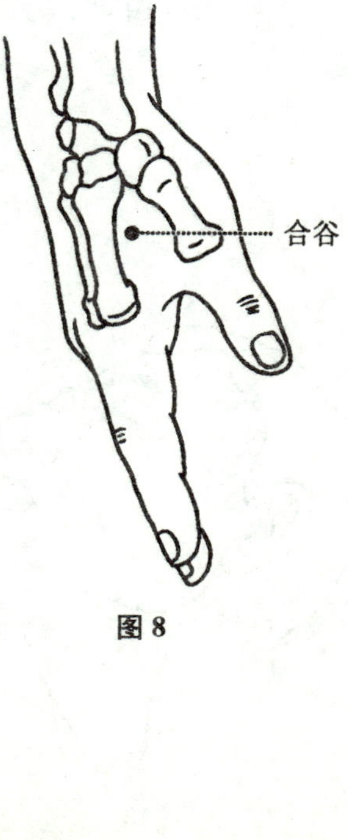

图 8

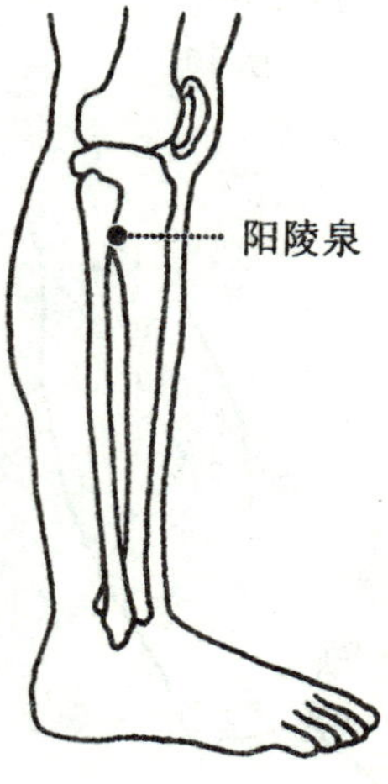

图 9

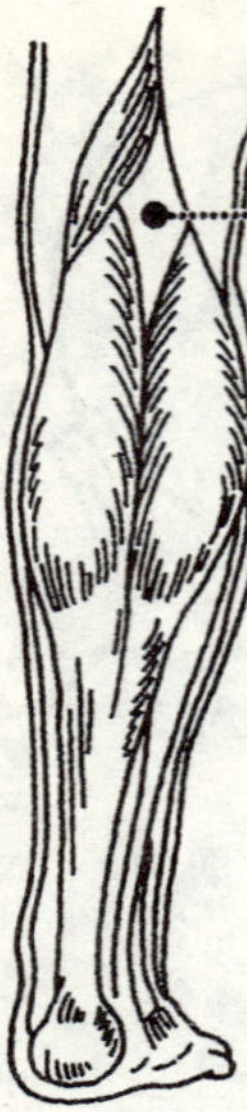

图 10

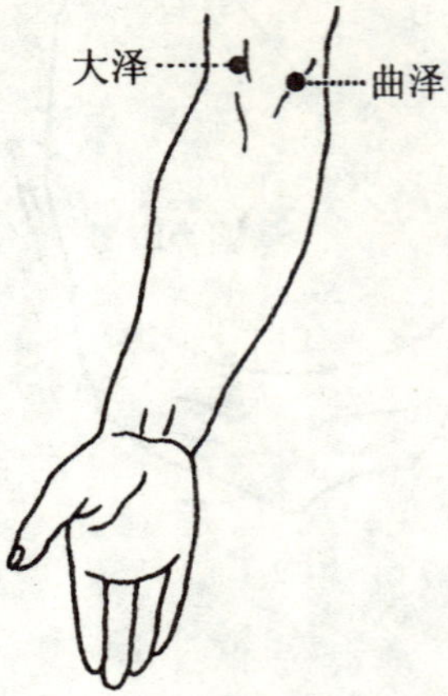

图 11

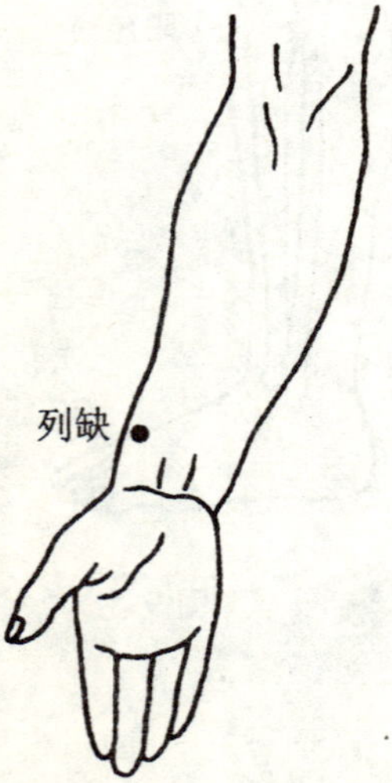

图 12

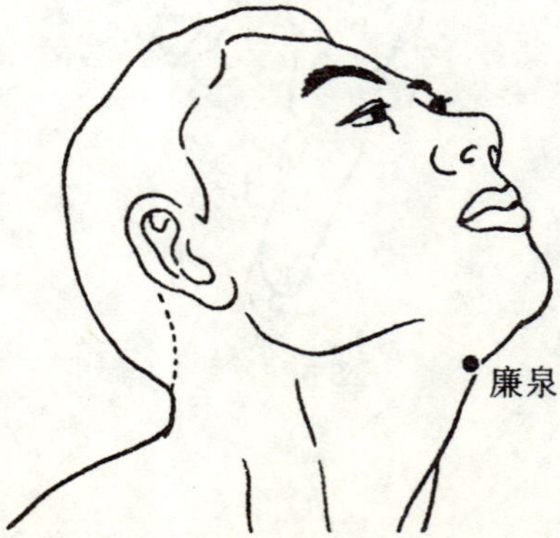

图 13

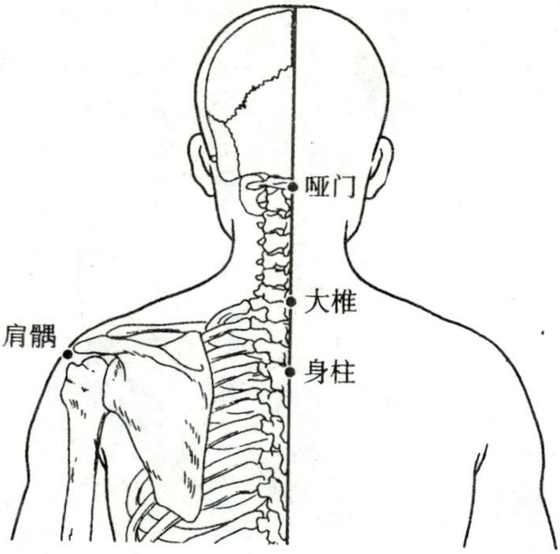

图 14

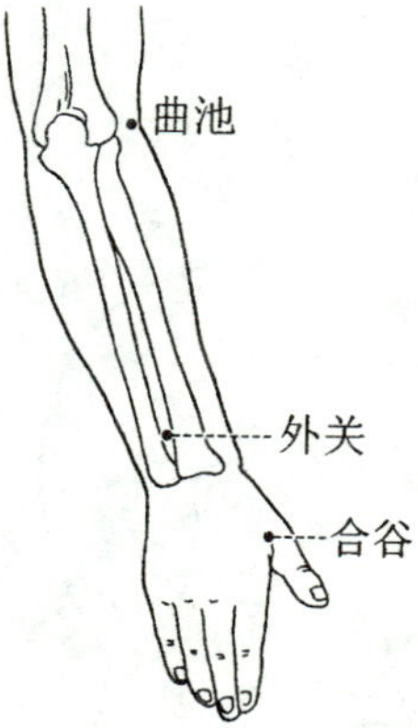

图 15

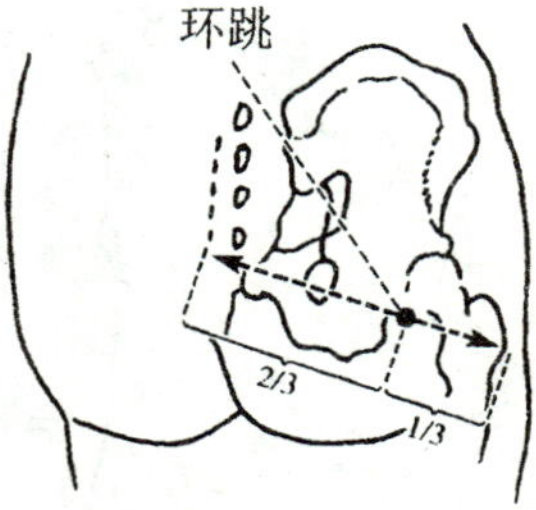

图 16

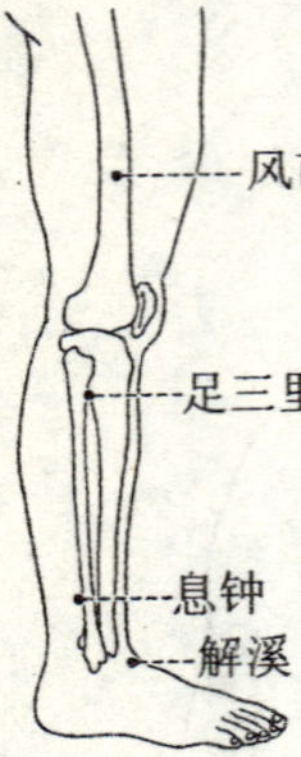

图 17

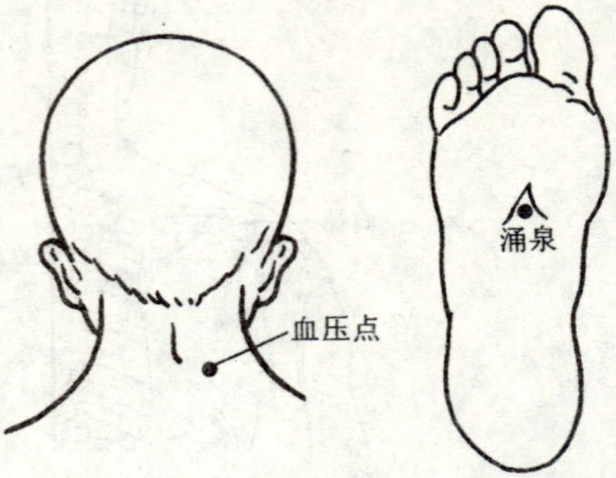

图 18

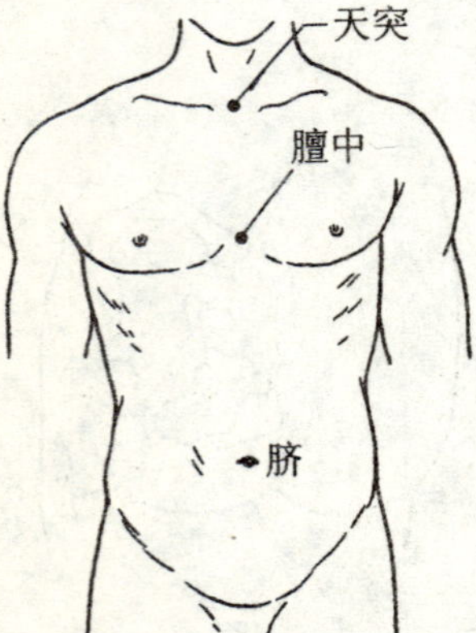

图 19

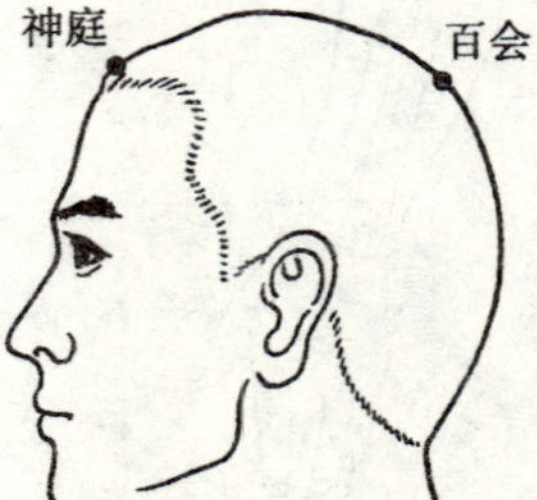

图 20

参 考 文 献

[1] 王连清,等. 激光穴位照射及其临床应用. 北京:科学出版社,1993
[2] 陈庭仁,等. 激光理疗针灸学. 广州:广东科技出版社,1995
[3] 李帮权,等. 针灸临证手册. 北京:人民军医出版社,2008
[4] 王佐臣,等. 激光针灸机理研究. 激光生物学报,1998,7(4)
[5] 陈玉高,等. 激光针灸的新理论. 激光杂志,1995,16(5):215
[6] 张 栋. 针灸原理和经络研究中红外热像技术的应用. 中国针灸,2004,24(1):37
[7] 王先菊,等. 激光针灸对穴位组织温度和血流灌注率的影响. 激光生物学报,2005,14(4)
[8] 李 健,等. 激光针灸机理探讨. 光电子·激光, 1994, 5(5)
[9] 刘颂豪,等. 中医的光子学研究. 激光与光电子学进展,2005,42(5)
[10] 李忠明,等. 激光针灸治疗机理探讨. 激光生物学报,2005,14(1)
[11] 李忠明,等. 激光针灸的光子辐射效应与物理机制. 咸宁师专学报(自然科学版),1997,17(3)
[12] 李忠明,等. 针灸激光的选择与临床应用. 应用激光,1996,16(2)
[13] 李忠明,等. 激光针灸及其作用机理. 咸宁师专学报,1999,19(3)
[14] 李忠明. 理疗针灸激光最佳功率和照射时间的定量分析. 激光杂志,1999,20(2)
[15] 成柏华."光针灸"的作用与机理. 上海针灸杂志,1999,18(6)
[16] 刘承宜,等. 低强度激光或单色光效应及其在运动医学中的应用. 中国运动医学杂志, 2003,22(2)
[17] 颜红全,等. 穴位激光照射的剂量和机理初探. 激光生物学报,2006,15(5)
[18] 宓现强,等. 低强度激光照射对离体动物红细胞流变学性质的影响. 中国激光,2004,31(7)
[19] 王现伟,等. 强度激光对红细胞膜的生物学效应. 贵州大学学报,2004,21(4)
[20] 卞学平,等. 用物理因子作用足三里穴对胃电活动影响的国内研究进展. 中华物理医学与康复杂志,2003,25(5)
[21] 卞学平,等. GaAs 半导体激光照射足三里穴对人体痛阈的影响. 中

国激光医学杂志,1999,8(3)

[22] 廖庆梅,等. 近十年来激光针灸的研究进展. 四川中医,2007,25(10)

[23] 马瑞娟,等. 69例眶上神经痛的氦-氖激光光针治疗. 白求恩军医学报,2003,1(1)

[24] 赵 伟,等. 电针加He-Ne激光照射治疗面瘫58例临床观察. 包头医学,1997,21(3)

[25] 杨国晶,等. He-Ne激光穴位照射治疗偏头痛35例. 激光杂志,2001,22(1)

[26] 李 念,等. 氦氖激光穴位照射降血压效果及原理探讨. 河北医学,2000,6(8)

[27] 雷 英. 激光穴位照射治疗高血压的研究概况. 中国激光医学杂志,1994,3(3)

[28] 洪文学,等. 激光针灸与传统针灸治疗神经性皮炎的疗效比较. 激光杂志,2006,27(3)

[29] 赵 月,等. 激光针灸治疗功能性子宫出血34例临床分析. 医教研究,1995,23(1)

[30] 都晓春. 六光道氦氖激光针灸治疗仪治疗类风湿性关节炎. 吉林中医药,2001,6

[31] 杨国晶,等. He-Ne激光穴位照射治疗阵发性面肌痉挛的疗效观察. 激光杂志,2003,24(3)

[32] 邵 胜,等. He-Ne激光治疗外伤性腰痛358例疗效观察. 颈腰痛杂志,2001,22(3)

[33] 张丕勋,等. 低强度He-Ne激光穴位照射治疗颞颌关节紊乱综合征30例. 中国激光医学杂志,2000,9(4)

[34] 王 莉,等. 半导体激光穴位照射治疗慢性肾脏疾病疗效初步观察. 中国激光医学杂志。2002,11(3)

[35] 莫飞智,等. 激光针与针刺对血管性痴呆的临床疗效比较. 现代康复. 2001,8

[36] 欧良树,等. 激光针灸刀治疗颈肩腰腿痛症360例观察. 安徽中医临床杂志,2003,15(1)

[37] 葛俊生,等. 低强度He-Ne激光照射治疗外伤性咀嚼肌痉挛疗效观察. 中国激光医学杂志,2001,10(3)

[38] 乔淑章,等. 半导体激光穴位照射治疗高脂血症 60 例. 河北中医,2005,27(3)
[39] 虞盟鹦. 氦氖激光穴位照射为主治疗小儿厌食症 40 例. 江苏中医药,200,24(4)
[40] 邵 胜,等. He-Ne 激光治疗肩周炎 297 例疗效观察. 安徽医科大学学报. 2001,36(6)
[41] 湛 川,等. 低能量激光照射膝眼穴治疗膝骨性关节炎的疗效. 中国激光医学杂志,2007,16(2)
[42] 洪 文,等. 650nm 激光穴位照射与针刺治疗良性前列腺增生症的疗效对比观察. 激光生物学报,2007,16(2)
[43] 周 静. 半导体激光治疗仪用于肝炎肝硬化患者的临床观察. 中西医结合肝病杂志,2001,11(2)
[44] 张胜利. 低功率氦氖激光耳穴戒烟 31 例报告. 江西中医药,1987,4
[45] 鲁立刚,等. 低强度半导体激光治疗少年儿童弱视逐米观察法的疗效检验. 数理医药学杂志,2002,15(5)
[46] 任心荣,等. 氦氖激光穴位针刺对呼吸道及免疫功能的影响. 中国针灸,2004,24(8)

相关阅读——

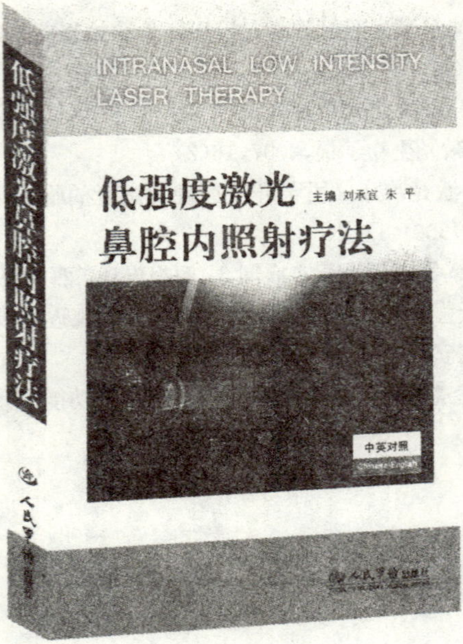

定价 35.00元

本书主要介绍了鼻腔内低强度激光治疗在高脂血症、高黏血症、失眠症、孕妇分娩前血液处于高凝状态等方面的保健应用，以及在轻度认知障碍、阿尔茨海默病、帕金森病、精神分裂症、镇痛、卒中、抑郁症、炎症、冠心病、心肌梗死、小儿脑性瘫痪等方面的临床应用。

本书内容权威，实用性强，可供医院及基层医务工作者、科研技术人员和对鼻腔内低强度激光治疗有兴趣的读者阅读参考。

亲爱的读者：

感谢您对我社图书的喜爱和支持。想了解更多信息，敬请登陆我社网站（www.pmmp.com.cn）。如果您对本书或其他图书有何意见和建议，可随时来信、来电联系！欢迎投稿，来信必复。

责任编辑　焦健姿

联系方式：
北京市100036信箱188分箱 人民军医出版社（邮编100036）
010-51927300-8152/13366125043
jiaojianzi@yahoo.com.cn